Hammelmann

Gesundheits-Knigge

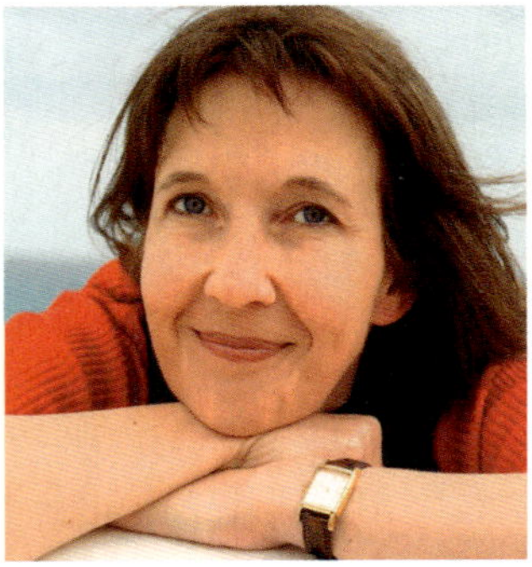

Iris Hammelmann
Die aus Schleswig-Holstein stammende Autorin befasst sich mit Themen der Naturheilkunde, des Wohlbefindens und des Sports. Sie hat eine Zeit im Ausland verbracht, einen Knigge für das Verhalten in verschiedenen Ländern sowie einen Business-Knigge für Frauen verfasst. Dabei kam ihr die Idee, auch mal das weniger beachtete Kapitel im Original-Knigge über den Umgang mit sich selbst aufzugreifen, das ihrem Themenschwerpunkt Gesundheit perfekt entgegenkommt.

Widmung:
Meiner bewährten Co-Autorin Karolin Küntzel, die sich in jeder Situation kniggegerecht zu benehmen weiß und damit ungeheuer viel für mein Wohlbefinden leistet!

Iris Hammelmann

Gesundheits-Knigge

Benimm-Regeln für einen besseren Umgang
mit Dir selbst

Unter Mitarbeit von Karolin Küntzel

TRIAS

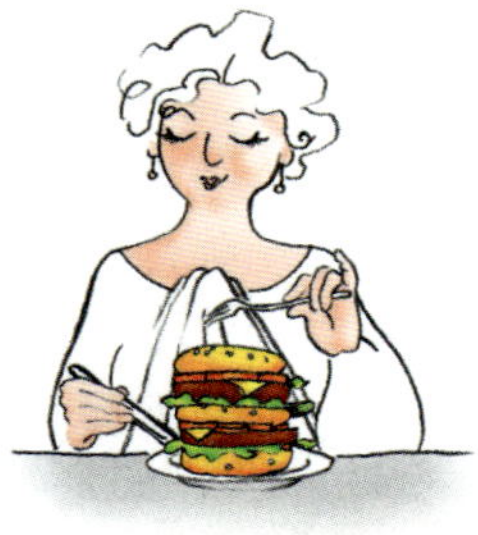

„Gründlich gekaut ist halb verdaut" und Schlingen echt abstoßend. Warum genussvolles Essen in aller Ruhe gesünder und attraktiver ist, erfahren Sie im Kapitel Ernährung.

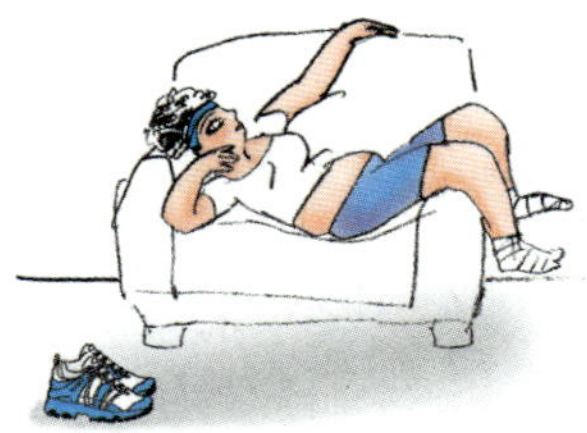

Wollen Sie in Zukunft träge und schwabbelig auf dem Sofa liegen oder fit und fröhlich durch die Gegend joggen? Das Kapitel Bewegung macht Ihnen Beine.

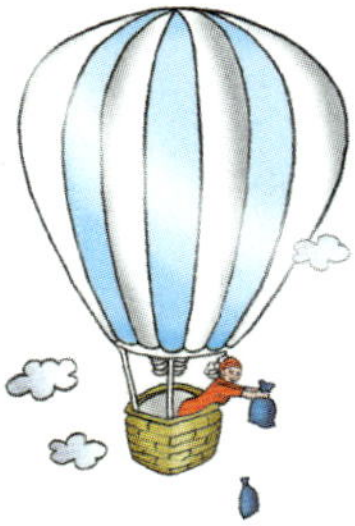

74

Im Kapitel Gewichtskontrolle erfahren Sie, wie Sie leichter werden, ohne auch gleich Ihre gute Laune über Bord zu werfen. Tipps zum Halten des Wohlfühlgewichts inklusive.

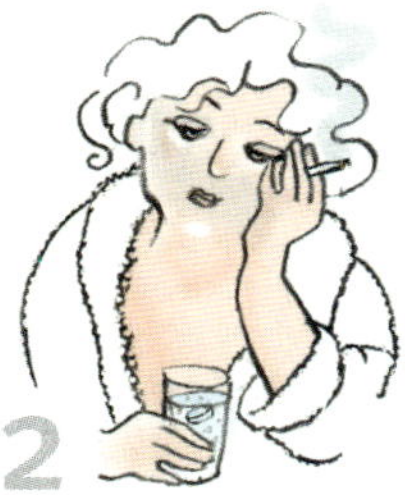

102

Ihr Körper ist sehr leidensfähig und schluckt lange, bevor er sich wehrt. Das Kapitel Entgiftung und Entschlackung macht Sie mit Ihrer persönlichen Müllabfuhr vertraut.

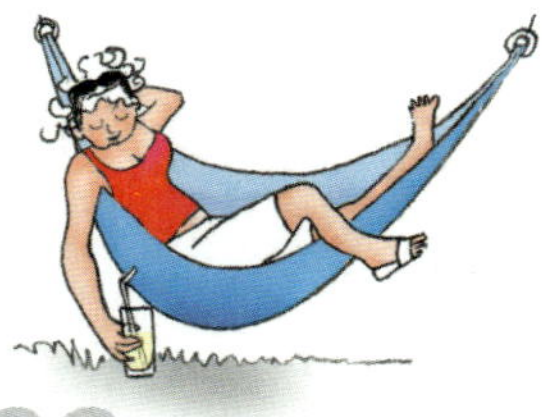

122

Sie glauben, wer ständig gestresst ist, hat ein interessantes Leben und ist gefragt? Quatsch! Schalten Sie mit dem richtigen Stressmanagement ruhig einen Gang runter.

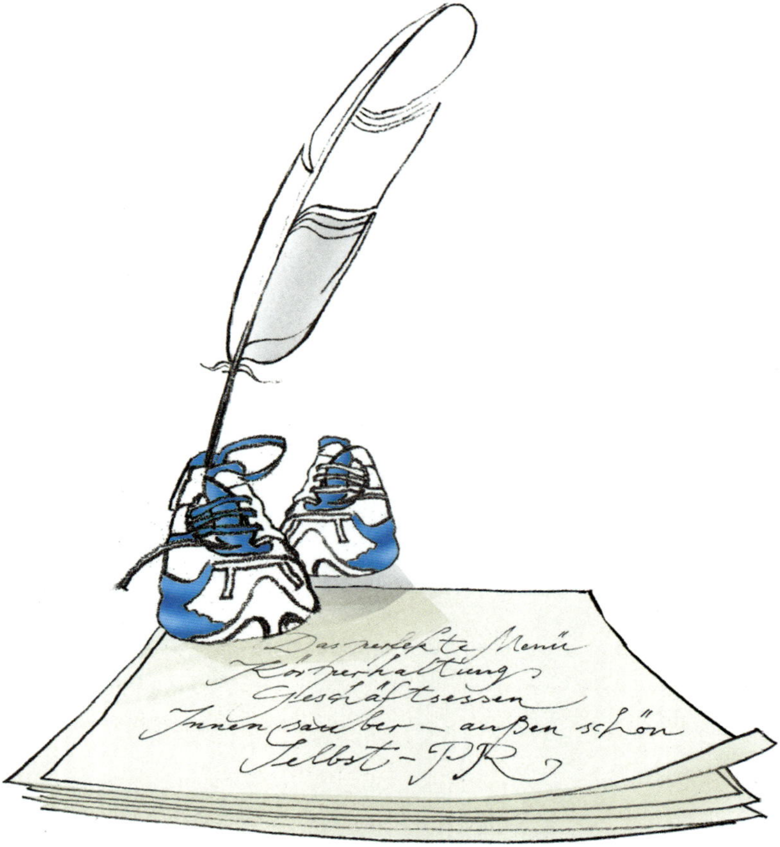
Das perfekte Menü
Körperhaltung
Geschäftsessen
Innen sauber – außen schön
Selbst-PR

Vorwort

Kennen Sie Knigge? Genau, das ist der Freiherr aus dem 18. Jahrhundert, der den Menschen Benimm beigebracht hat. »Über den Umgang mit Menschen« heißt sein Werk, das zum Prototyp aller Verhaltensratgeber wurde.

So weit, so klar! Aber was hat ein Benimm-Apostel mit dem eigenen Wohlbefinden zu tun? Wie soll kniggegerechtes Verhalten zu Gesundheit und Fitness führen? Ganz einfach: Freiherr Adolph Franz Friedrich Ludwig Knigge ging es nicht in erster Linie darum, auf andere einen guten Eindruck zu machen. Vor allem wollte er dazu anregen, gut mit der eigenen Gesundheit, mit dem Körper und der Seele umzugehen. Darum hat er ein ganzes Kapitel dem Umgang mit sich selbst gewidmet. Auf ihn zu hören lohnt sich, denn seine Ratschläge haben heute noch Gültigkeit.

Und: Warum sollten Sie sich Ihrem Körper und Ihrer Seele gegenüber schlechter benehmen als jedem anderen gegenüber? Achten Sie auf sich wie auf Ihren allerbesten Freund! Achten Sie darauf, was Sie essen und wie Sie es essen. Sorgen Sie für ausreichend Bewegung in Ihrem Leben, und tun Sie sich und Ihrem Körper etwas Gutes, indem Sie auch mal Nein zu Schoko & Co. sagen. Wenn Sie aber Ja sagen, weil Ihre Seele das gerade braucht, dann bitte bewusst – aus vollem Herzen und mit Genuss.

Hören Sie auf die Signale Ihres Körpers, schaffen Sie eine gute Balance zwischen Powern und Relaxen, und nehmen Sie auch ruhig mal eine Auszeit, um die Seele zu streicheln. Dieses Büchlein will Ihnen zeigen, wie Sie nicht nur höflich anderen gegenüber, sondern vor allem auch sich selbst gegenüber sind.

»Beurteile die Menschen nicht nach dem, was sie reden, sondern nach dem, was sie tun!«, bemerkte Knigge schon ganz weise. Handeln Sie danach! Tun Sie sich gut! Wer weiß, vielleicht ist das der Beginn einer wundervollen Freundschaft!

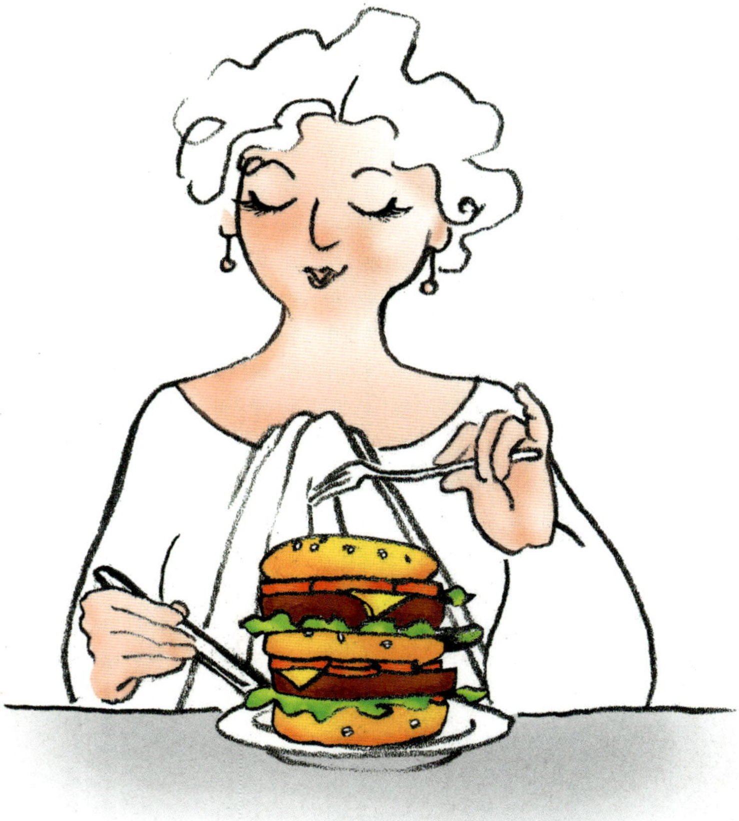

Was gutes Benehmen mit dem Darm zu tun hat

»Gib wohl acht auf das, was deiner Konstitution schädlich und dienlich ist, was Dir wohl und was Dir übel bekömmt!«

Genau – denn gutes Benehmen bei Tisch soll auch bei Ihrer Gesundheit gut ankommen. Rumlümmeln, zu tief ins Glas schauen und Schlingen sind nicht nur für Ihre Mitmenschen unangenehm, sondern wirken sich auch negativ auf Ihre Gesundheit aus.

KÖNNEN SIE KNIGGE?

An den meisten Speisen fehlt mir Salz. Deshalb würze ich immer gleich nach, ohne vorher zu probieren.	Darf ich das?
Ich bin eine sehr lebhafte Person. Bei Tisch kann es da schon mal passieren, dass ich mit dem Besteck in der Hand gestikuliere.	Ist das okay?
Ich habe mir zum Nachtisch im Restaurant eine Wassermelone bestellt.	Wie esse ich die Frucht?

Die Tischmanieren

Wenn es um gutes Benehmen geht, fallen den meisten zuerst die Tischmanieren ein. Dies ist zweifelsfrei der Bereich mit der stärksten und offensichtlichsten Außenwirkung, hier verrät sich die Kinderstube. Fängt der adrett frisierte Herr im Anzug an, sich hinter vorgehaltener Hand in den Zähnen zu bohren, ist es damit nicht weit her. Doch das Verhalten während des Essens, oder nennen wir es Essverhalten, hat gleichzeitig die größte Innenwirkung. Es gilt nicht nur: Jeder ist, wie er isst, also Ferkel oder feiner Mensch, sondern jeder ist auch, was er isst, also fit und gesund oder eben nicht.

Das liegt einfach daran, dass alles, was wir oben in uns hineinstopfen, früher oder später im Darm landet. »Iiihh!«, sagen Sie jetzt vielleicht und rümpfen die Nase. Zu Unrecht! Ohne den Darm wäre unsere Immunabwehr aufgeschmissen, denn er verfügt mit seiner Schleimhaut über eine mechanische Barriere, die Angreifer abhält – und in ihm wohnen 80 % aller Immunzellen! Das heißt, im Darm werden nicht nur die tollen Vitalstoffe der Nahrung – wenn denn welche drin sind – nutzbar gemacht, sondern auch Schadstoffe entsorgt.

Die wichtigsten Regeln

» Ob bei einem Geschäftsessen oder einer privaten Einladung, die wichtigsten Regeln zu beherrschen, zahlt sich in jedem Fall aus. Und zwar doppelt: als Charme-Faktor und als Darm-Faktor.

Alkohol: Am besten nur in Maßen genießen. Wenn Sie sich an den Inhalt dieses Büchleins nicht mehr erinnern können, haben Sie nicht nur unzählige kleine Gehirnzellen gekillt, sondern war es mit Sicherheit auch für Ihre Leber zu viel. Übrigens darf Alkohol bei jedem Anlass ohne Angabe von Gründen abgelehnt werden. Mehr dazu auf Seite 24.

Bouillon: Eine Brühe als Menüstart ist super! Sie füllt den Magen mit viel Flüssigkeit und bewirkt damit ein schnelles Sättigungsgefühl. Außerdem werden die enthaltenen Zutaten quasi im Kochwasser serviert, weshalb die meisten Mineralien noch enthalten sind. Also unbedingt bestellen! Im Gegensatz zu schweren sahnigen Varianten sind klare Brühen meist auch fettarm. Beim Verzehr können Sie allerdings leicht mitten im Fettnapf landen.

Deshalb merken: Suppe niemals pusten, um sie abzukühlen. Nehmen Sie lieber nur wenig auf den Löffel, den Sie in Deutschland übrigens mit der Spitze voran zum Mund führen. Schlürfen ist eklig, Brot eintauchen leider auch verboten. Cremige Suppen werden ausgelöffelt – der Teller bleibt dabei stehen. Klare Varianten, die in einer Tasse mit Henkel serviert werden, dürfen zum Schluss getrunken werden.

Buffet: Die Schlacht am kalten Buffet, wie in Liedern besungen, sollte unbedingt Gegenstand von Witzen bleiben, anstatt den eigenen Ehrgeiz zu wecken. Drängeln geht gar nicht. Sie outen sich damit schnell als Egoist, der befürchtet, nicht genug abzukriegen. Lassen Sie sich besser Zeit, statt hektisch auf den Teller zu häufen, was auch immer Ihnen unter

Vielfalt kontra Unverträglichkeit

Ob Mehl oder Milch, einige Lebensmittel verursachen bei vielen Menschen die unterschiedlichsten Störungen. An einem guten Buffet sollte immer ein Fachmann bereitstehen, der Ihnen über die Inhaltstoffe Auskunft geben kann.

den Löffel kommt. Statt Völlegefühl, Übelkeit und Sodbrennen zu riskieren, können Sie bewusst einen perfekten Mix aus Vitaminen und Mineralien zusammenstellen, der auch Ihrer Gesundheit schmeckt.

Fisch: Mag ich nicht, gibt's nicht! Jeder kann die Fischsorte oder Zubereitungsart finden, die ihm schmeckt. Versuchen Sie es – denn wenn Seefisch auf Ihrem Speiseplan steht, werden Sie sich vital fühlen wie der sprichwörtliche Fisch im Wasser. Das liegt zum einen am Jod, dem Spurenelement, das ganz entscheidend zur Gesundheit Ihrer Schilddrüse beiträgt. Zum anderen ist die Versorgung mit Omega-3-Fettsäuren top. Mit denen tun Sie sich richtig gut, denn sie helfen, die Entstehung von Herz-Kreislauf-Erkrankungen zu verhindern. Außerdem wirken diese Fettsäuren entzündungshemmend, lindern rheumatische Beschwerden und machen eine schöne Haut.

Als ob das nicht schon Grund genug wäre, gleich mal auf den Fischmarkt zu gehen! Doch der Verzehr macht auch noch gute Laune und Sie damit zum angenehmen Zeitgenossen. Der Grund sind Aminosäuren und B-Vitamine, die über hormonelle Reglerkreise die Stimmungslage ins Hoch manövrieren, Reizbarkeit, Stress-Effekte und Antriebslosigkeit dagegen spürbar senken.

Haltung: Sitzen Sie aufrecht und mit geradem Rücken eine Handbreit vom Tisch entfernt. Sie wirken dadurch auf Ihre Tischgenossen präsenter, als wenn

Das Haar in der Fischsuppe

Leider sind viele Fischarten, gerade die fettreichen, stark mit Schwermetallen belastet. Der Verzehr gefährdet dann auch Ihre Gesundheit. Umweltorganisationen wie Greenpeace informieren, welche Sorten gerade empfehlenswert sind und von welchen Sie eher das Besteck lassen sollten. Dort erfahren Sie auch, welche Fischart vom Aussterben bedroht ist und welche Sie mit gutem Gewissen verspeisen dürfen.

Sie hinten im Stuhl hängen. Außerdem engen Sie durch diese Haltung Ihren Magen nicht ein und können das Essen unbeschwert genießen.

Kleiner Tipp: Die Serviette gehört auf den Schoß und nicht um den Hals wie ein Lätzchen. Sie essen schließlich schon länger als ein Kleinkind und dürfen das ruhig zeigen. Benutzen Sie die Serviette ausschließlich, um den Mund abzutupfen. Sie ist nicht dazu gedacht, über die feuchte Stirn zu wischen oder gar als Taschentuchersatz herzuhalten. Nach dem Essen wird sie gefaltet und links neben dem Teller abgelegt.

Nein sagen: Falls man Ihnen jahrelang eingeredet hat, es gäbe irgendeinen Zusammenhang zwischen leer gegessenen Tellern und Meteorologie, vergessen Sie es! Diese alte Binsenweisheit beruht auf einem sprachlichen Übertragungsfehler. Glücklicherweise hat sich die Erkenntnis inzwischen in geltenden Tischmanieren niedergeschlagen. Hören Sie auf Ihren ganz persönlichen Körper-Knigge. Und der sagt: Bevor Sie platzen, dürfen Sie getrost einen Rest zurückgehen lassen. Auch wenn Sie etwas nicht mögen oder vertragen, ist es völlig in Ordnung, abzulehnen. Machen Sie aber kein Aufhebens darum. Lassen Sie stillschweigend etwas liegen oder reichen Sie eine Platte oder Schüssel kommentarlos weiter, ohne sich davon zu nehmen.

Sich aus Höflichkeit den Bauch vollzuschlagen, sorgt nur in Ihrem Gedärm für Unwetter. Dort wird es grummeln und poltern, was höchst unangenehm ist, wenn Sie den Abend oder die Nacht nicht allein verbringen. Überdies: Was schon auf dem Teller überflüssig war, wird es auch auf Ihren Hüften sein.

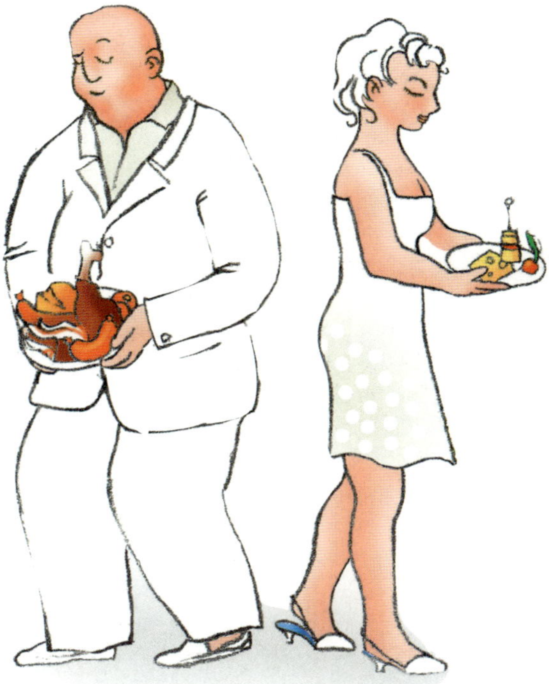

Schlingen: Schon Knigge hat dazu geraten, langsam zu essen. Schlingen ist unschön, unhöflich und außerdem schädlich für die Verdauung. Und zwar nicht nur für die eigene. Stellen Sie sich vor, Sie hätten ein schlingendes Gegenüber vor sich! »Gründlich gekaut ist halb verdaut«, sagt auch der Volksmund. Und da in der Regel erst nach ungefähr 15 Minuten ein Sättigungsgefühl eintritt, ist es auch besser für die Figur.

Essen soll Spaß machen, nehmen Sie sich die Zeit dafür und genießen Sie die Speisen in ihrer Vielfalt. Genussvoll zu essen ist auch ein Zeichen des Respekts gegenüber der Köchin oder dem Koch. Schließlich stürzen Sie ein gutes Glas Wein auch nicht wie Wasser in einem Zug hinunter. – Doch? Dann sollten Sie diese Angewohnheit mal überdenken! – Und es ist ein Zeichen von Respekt gegenüber sich selbst. Machen Sie sich bewusst, dass Sie beim Essen Ihrem Körper alles geben, was er braucht, um so toll zu funktionieren. Es ist also ein ungeheuer wichtiger Vorgang, der schon im Mund mit den fleißigen Enzymen des Speichels beginnt. Missachtung wird mit Aufstoßen und Sodbrennen nicht unter einer halben Stunde bestraft.

Smalltalk: Glücklich ist, wer charmant und witzig plaudern kann und dabei unappetitliche Themen zielsicher umschifft. Angebracht ist das Tischgespräch, solange Sie auf das Essen warten, zwischen zwei Gängen oder auch in der Warteschlange am Buffet. Essen und Reden gleichzeitig ist dagegen ein Fauxpas. Schon Knigge warnte: *»Mit vollem Munde spricht man nicht!«* Wenn Sie sich selbst einen Gefallen tun wollen, halten Sie sich an seine Regel. Außer dass Ihnen Speisebröckchen aus dem Mund zurück auf den Teller, auf die Tischdecke oder Ihren Schoß fallen können – igitt! –, schlucken Sie womöglich auch noch Luft. Das führt zu einem lästigen und peinlichen Schluckauf oder sogar zu Völlegefühl und Druck im Bauch.

Zahnstocher: Natürlich kommen die kleinen praktischen Holzstäbchen nie aus der Mode, sondern sollten regelmäßig verwendet werden. Sie sind unschlagbar, wenn es darum geht, Speisereste und damit Bakterien zu entfernen, die die Zähne sonst angreifen. Aber um Himmels willen nicht am Tisch! Es hat sich leider eingebürgert, dass man die eine Hand schützend vor den Mund und die andere Hand hält, um im vermeintlich Verborgenen nach Essensresten zu stochern. Tun Sie sich und Umsitzenden das bitte nicht an! Es weiß nämlich trotz der vorgehaltenen Hand jeder, womit Sie sich gerade beschäftigen. Und schon dieses Wissen ist nicht unbedingt appetitlich.

Richtig: Nehmen Sie das kleine Hilfsmittel mit in die Sanitärräume und entfernen Sie den Essensrest dort. Noch besser ist, wenn Sie Zahnseide dabeihaben. Damit reinigen Sie die Zahnzwischenräume nämlich gründlicher, ohne ständig zu riskieren, dass Sie das Zahnfleisch verletzen.

Das perfekte Menü

Sie kennen sich mit Tischmanieren aus und wissen auch, welchen Gefallen Sie sich vor allem selbst mit deren Einhaltung tun. Klasse! Das Wie ist also geklärt. Wie sieht es aber mit dem Was aus? Pfannkuchen, Rührei und zum Nachtisch Weinschaumcreme? Oder Kürbissuppe, ein Kürbisgratin und anschließend süß-scharf eingelegter Kürbis? Klingt eintönig, ist es auch. Sowohl Ihr Gaumen als auch Ihr Stoffwechsel haben mehr verdient.

Eine gesunde Ernährung ist in der Regel vielseitig. Kein Lebensmittel enthält alle benötigten Nährstoffe. Das bedeutet, gut kombiniert ist halb gewonnen. Kohlenhydrate mit Eiweiß, rohe und gekochte Speisen sowie Nahrungsmittel mit unterschiedlichen Vitaminen sollten so zusammengestellt und zubereitet werden, dass sie schmackhaft daherkommen und sich optimal ergänzen. So ist es auch beim perfekten Menü. Variieren Sie hier bei den Zutaten und achten auch noch auf die richtige Balance, dann kann fast nichts mehr schiefgehen.

Wussten Sie, dass ein Kaiser von China den Trägern seiner Rikscha nur einen Löffel Reis am Tag gab? Sie gewannen daraus genug Energie, um ihn über die Berge zu tragen. Okay, das war freudlos und übertrieben. Hätte er ihnen aber gestattet, sich mit Kalorienbomben wie Burgern und Torte den Bauch vollzuschla-

Leichte Linie

Fette und schwere Speisen sind out. Wenn Sie Gäste haben, servieren Sie deshalb leicht verdauliche Menüs und verzichten Sie auf riesige Portionen. Bieten Sie lieber Nachschlag an.

gen, wäre er keine hundert Meter weit gekommen.

Kochen Sie leicht und abwechslungsreich, dann beeindrucken Sie nicht nur Gäste und Familie, sondern sorgen gleichzeitig dafür, dass sich alle gesund fühlen und optimal leistungsfähig sind – anstatt ihre komplette Energie für die Verdauungsarbeit aufzubringen. Das ist gar nicht so schwer und kompliziert – und oft verwenden wir intuitiv schon die richtigen Produkte. Wenn Sie es ganz genau wissen wollen, holen Sie sich die Richtlinien der Deutschen Gesellschaft für Ernährung e. V. (DGE).

Grundsätzlich sollte die Nahrungsmenge Ihrem Energiebedarf angepasst sein. Der Fliesenleger braucht mehr als die Sekretärin, die Musiklehrerin darf nicht so viel essen wie ihre Kollegin, die Sport unterrichtet, wenn sie nicht aus dem Leim gehen will.

Die Zutaten

» Jedes Menü ist nur so gut wie die Zutaten, aus denen es besteht. Stimmt! Allerdings sind die richtige Zubereitung, die Zusammenstellung der einzelnen Produkte und deren Anteil an der Gesamtmenge mindestens ebenso wichtig wie die Zutaten selbst. Bei einigen Produkten können Sie aus dem Vollen schöpfen, andere sollten Sie eher sparsam verwenden, damit Sie Gaumen und Körper gleichermaßen zufriedenstellen.

Butter, Öle, Sahne, Speck

Fett macht Fett. Zugegeben, Fett ist auch Geschmacksträger und daher so richtig lecker. Knausern Sie trotzdem damit. Und greifen Sie vor allem zu pflanzlichen Fetten, da sie ungesättigte Fettsäuren enthalten. Reduzieren Sie Ihren Fettkonsum, wo es geht. Nur ungefähr 30% unserer benötigten Energie sollte vom Fett kommen. Mehr schlägt sich meist auf den Hüften nieder. Als Faustregel gilt, täglich nicht mehr als ein Gramm pro Kilogramm Normalgewicht an Fett aufzunehmen, das sind im Durchschnitt 60 bis 80 Gramm pro Tag.

Ach ja: Fett ist nicht nur da enthalten, wo es gleich ins Auge springt. Nicht nur Eisbein oder Gänsekeule, deren Verzehr oft glänzende, vor Fett triefende Spuren an Lippen und Kinn hinterlässt, birgt Gefahr. Vorsicht vor den versteckten Fetten in Wurst, Käse und Süßigkeiten! Schließlich wollen Sie doch nicht schnaufen, wenn Sie nur eine Treppe hoch laufen, Ihren Knochen mehr Gewicht aufladen, als sie zu tragen imstande sind, Bluthochdruck, Diabetes, Gicht und Lungenprobleme riskieren, oder?

Zucker und Salz

Zucker: Mit Zucker sowie zuckerhaltigen Lebensmitteln und Getränken sollten Sie auch geizen. Der süße Verführer hat kaum Nährstoffe und begünstigt die Entstehung von Karies. Denken Sie beim nächsten Griff zur Praline an die Pein, die Sie beim Zahnarzt erwartet, und entscheiden Sie dann, womit Sie sich den größeren Gefallen tun.

Zudem gerät der Blutzuckerspiegel aus dem Gleichgewicht und Hungergefühle sind schneller wieder da, je mehr Süßes Sie konsumieren. Selbstverständlich müssen Sie nicht vollständig auf Süßes verzichten. Immerhin geht es hier um die Knigge-Regeln, die Ihr Wohlbefinden fördern sollen. Gönnen Sie sich ruhig mal zwei oder drei Stückchen gute Schokolade, möglichst Zartbitter oder Bitter mit hohem Kakaoanteil. Das macht nämlich gute Laune und stillt das Zuckerbedürfnis. Genießen Sie die Leckerei ganz in Ruhe und bewusst. Anschließend den Rest der Tafel für später – viel später! – verstauen und stolz auf die eigene Beherrschung sein. Übrigens kann auch eine Handvoll Trockenobst die Lust auf Süßes wunderbar stillen.

Zusätzlicher Wellness-Effekt durch Kräuter

Frische Kräuter sind Balsam für Ihre Seele und ergänzen die kleine Hausapotheke. So bekämpft Basilikum Viren und Bakterien und mobilisiert die Abwehrkräfte. Sein Duft stärkt schwache Nerven und beruhigt. Dill unterstützt die Verdauung und löst Krämpfe. Und Pfefferminze bekämpft ebenfalls Viren und Bakterien, macht munter und frisch. Also nur drauflos geschnuppert und geknabbert!

Salz: Salz kann zu Bluthochdruck führen. Gehen Sie daher sehr sparsam damit um und verwenden Sie jodiertes Speisesalz. Die empfohlene Tagesdosis liegt bei fünf bis acht Gramm. Kochen und würzen Sie besser reichlich mit frischen Kräutern – Sie werden staunen, mit wie wenig Salz Sie auskommen. Fügen Sie die Kräuter erst zum Ende der Garzeit hinzu, bleiben die wertvollen Inhaltstoffe weitestgehend erhalten. Viele frische Kräuter können Sie in Töpfen im Supermarkt kaufen, und für einen Mini-Kräutergarten reicht meist schon der Platz auf der Fensterbank.

Getreideprodukte, Kartoffeln

Greifen Sie bei Getreideprodukten und Kartoffeln kräftig zu. Brot, Nudeln, Reis und Kartoffeln enthalten wenig Fett und sind reich an Vitaminen, Ballaststoffen und Mineralstoffen. Bevorzugen Sie möglichst Vollkornprodukte. Vollkorn hat nicht nur mehr Vitamine und Mineralstoffe, es sorgt durch viele Ballaststoffe auch für eine höhere Sättigung und eine bessere Verdauung. Kombinieren Sie Getreide und Kartoffeln mit möglichst fettarmen Zutaten.

Milch, Fleisch, Fisch, Eier

Viele tierische Lebensmittel enthalten neben Eiweiß relativ viel Fett und Cholesterin. Greifen Sie deshalb verstärkt auf fettarme Milch- und Fleischprodukte zurück. Milchprodukte für richtig viel Mumm in den Knochen sollten täglich auf Ihrem Speiseplan stehen, Fisch, Fleisch und Eier hingegen nur ein- bis zweimal die Woche. 300 bis 600 Gramm Fleisch und Wurst pro Woche reichen aus, um mit den darin enthaltenen Vitaminen gut versorgt zu sein.

Obst, Gemüse

Essen Sie fünfmal täglich Obst und Gemüse, lautet die wohlbekannte Emp-

Ei, ei

Stilsicher essen Sie übrigens ein Frühstücksei, indem Sie es mit dem Löffel leicht anschlagen, die Kuppe mit dem Löffel abheben und auslöffeln. Inzwischen ist es auch erlaubt, die Eispitze mit dem Messer anzuschlagen und abzusägen. Früher war die Messervariante verpönt, da Messer aus Silber beim Kontakt mit dem Ei anliefen. Heute besteht das meiste Besteck aus Edelstahl, darum ist die alte Regel passé.

Möhren-Kombucha-Shake

Sie brauchen für ein Glas (0,2 l): eine halbe rosa Grapefruit, 75 ml Möhrensaft und 75 ml Kombucha.

Sie entsaften die Grapefruit und verrühren den Saft mit dem Möhrensaft und dem Kombucha. Fertig ist der leckere Fitness-Drink! In drei Minuten gemacht, gut für die Verdauung, mit wenig Kalorien (160 kcal) und ein echter Hingucker.

fehlung. Dabei sollte in jeder Mahlzeit des Tages ein Anteil enthalten sein. Probieren Sie es, die Umstellung lohnt sich. Denn Obst und Gemüse sind reich an wertvollen Inhaltstoffen und ihr Fettgehalt liegt bei den meisten Sorten unter einem Prozent. Fünf Portionen am Tag erscheinen Ihnen trotzdem viel zu viel? Ersetzen Sie einen Anteil doch durch frische Säfte. Jeder gut sortierte Supermarkt bietet inzwischen eine Auswahl an Obst- und Gemüsesäften an, falls Sie diese nicht selbst herstellen wollen. Eindruck schinden können Sie mit einem prall gefüllten Obstkorb zu Hause oder im Büro. Das sieht nicht nur schön aus, sondern »verleitet« auch zum Zugreifen.

Die Reihenfolge

» Das typische Menü besteht aus drei Gängen: Vorspeise, Hauptgang, Nachspeise. Für feierliche Anlässe dürfen es auch ruhig fünf bis sieben Gänge sein. Dann lautet die klassische Reihenfolge: kalte Vorspeise, Suppe, warmes Zwischengericht, Fischgericht, Fleischgericht, Käse, Dessert. Gruseln Sie sich bei dem Gedanken an eine derartige Völlerei? Dann waren die Menüs, die Sie bisher gegessen haben, weit davon entfernt, perfekt zu sein.

Grundsätzlich gilt: Je mehr Gänge serviert werden, desto kleiner sollten die Portionen ausfallen. Sie sollen schließlich alle Speisen so richtig genießen, anstatt nach dem zweiten Gang bereits zu platzen. Weniger ist mehr? Hier stimmt es auf jeden Fall! Bitte nicht ignorieren, sonst fühlen sich Ihre Gäste wie Hänsel bei der Hexe, die ihn mästen wollte. Besser: Bieten Sie bei Bedarf einen kleinen Nachschlag für besonders Hungrige an.

Die Vorspeise

Betrachten Sie eine Vorspeise als das, was sie ist: eine Kleinigkeit vor dem eigentlichen Hauptgericht. Sie soll den Appetit anregen, aber nicht sättigen. Brot zählt übrigens nicht zu den Vorspeisen, sondern ist lediglich eine Beilage dazu.

Als kalte Vorspeise eignen sich hervorragend alle Arten von Antipasti, wenn sie nicht zu viel Knoblauch enthalten. Ein Hauch Knoblauch darf jedoch gerne dran sein, denn die übel riechende Knolle entspannt die Blutgefäße und ist damit top für das Herz-Kreislauf-System.

Der Klassiker unter den warmen Vorspeisen ist sicher die Suppe. Brühe oder cremige Variante, das ist hier die Frage. Cremig = sahnig = lecker. Schade, dass die Gleichung noch weiter geht: = fetter! Machen Sie lieber eine gesunde Rechnung auf: Brühe = ernährungsphysiologisch wertvoll! Oder pürieren Sie eine Kartoffel in der Suppe, damit diese sämig wird.

Das Hauptgericht

Wenn Sie ein Menü planen, beginnen Sie mit dem Hauptgericht und stimmen Sie die anderen Gänge darauf ab. Wiederholen Sie weder ständig die Zutaten noch die Farben. Auch die Konsistenz sollte nicht immer gleich sein. Oder hätten Sie Lust auf sämige Lauchsuppe, Kartoffelpüree und hinterher Grießbrei? Ihr Auge und auch Ihre Seele essen mit. Gönnen Sie sich und Ihren Gästen darum möglichst viele kulinarische Entdeckungen und Genüsse.

In der Regel wird als Hauptgericht Fisch oder Fleisch gereicht, aber auch von einer vegetarischen Variante kann man geschmackvoll satt werden. Ob Sie der Keule, dem ganzen Fisch oder einem kugeligen Kürbis zu Leibe rücken, wichtig ist, dass alles frisch ist.

Greifen Sie für die richtige Würze auch lieber zu frischen oder notfalls tief gekühlten Kräutern, als nur mit Salz- und Pfefferstreuer zu jonglieren.

Couvert-Brot

Der kleine Brotteller links von Ihnen gehört zu Ihrem Gedeck. Schmieren Sie sich keine Stulle, sondern brechen Sie immer ein kleines Stück ab, bestreichen Sie es mit Butter oder Dip und essen Sie es mit der linken Hand. Übrigens: Leichter Kräuterquark als Dip ist sexy und schlägt fettes Schmalz um Längen.

Die Nachspeise

Sie stellt den krönenden Abschluss dar und rundet die vorangegangenen Gänge harmonisch ab. Typische Nachspeisen hierzulande sind Käse, Gebäck und Cremes. Sie können aber auch Obst und Eis servieren. Das bietet sich vor allem in der warmen Jahreszeit und nach einem deftigen Essen an. War das Menü bislang eher leicht, verträgt es unter Umständen noch ein paar Kalorien.

Knigge-Tipp: Verzichten Sie entweder auf ein Dessert oder genießen Sie es mit allen Sinnen. Die Seele braucht ab und zu eine mächtige Süßigkeit. Wissenschaftler haben übrigens herausgefunden, dass derjenige, der Süßes mit schlechtem Gewissen verdrückt, eher zunimmt als der sorglose Genießer. Sie haben die Wahl: Freuen Sie sich darüber, dass Sie widerstehen konnten oder freuen Sie sich über den süßen Schmelz auf der Zunge. Und das von Herzen!

Die Getränkefolge

» Bier auf Wein, das lass sein, Wein auf Bier, das rat ich dir! Was ist wirklich dran an solchen Regeln, und welche Getränke tun uns gut? Trinken müssen wir schließlich alle, die Frage ist nur was, wie viel und zu welcher Gelegenheit. Wissen Sie, worauf Sie lieber verzichten sollten und womit Sie eine gute Figur machen?

Wasser

Unser Körper besteht zu über 60 % aus Wasser. Wasser ist daher auch der wichtigste Teil unserer Ernährung. Maximal vier bis fünf Tage kann ein Mensch ohne auskommen. Ohne Nahrung geht es zur Not bis zu 60 Tage. (Probieren Sie das bitte nicht aus!). Erste Symptome zeigen sich bei Wassermangel schnell. Kopfschmerzen treten auf, Sie können nicht mehr klar denken. Später kann es sogar zu sprachlichen Aussetzern kommen, die Sie nicht gerade gut dastehen lassen. Warten Sie nicht, bis es so weit ist!

Wasser wird im Körper als Baustoff für Körperzellen benötigt und ist Transport- und Lösungsmittel für alle Stoffwechselprozesse. Zusätzlich dient es als Wärmeregler und sorgt für eine konstante Körpertemperatur. Genug zu trinken ist also gewissermaßen eine Frischzellenkur, die den Stoffwechsel Glas für Glas in Gang bringt.

Genug ist natürlich relativ. Täglich verlieren wir ungefähr zwei Liter Wasser, bei anstrengender körperlicher Betätigung oder großer Hitze auch mehr. Diese Menge müssen Sie dem Körper natürlich wieder zuführen. Idealerweise sollte ein Erwachsener am Tag 1,5 Liter Flüssigkeit trinken, der Rest wird über die Nahrung aufgenommen.

Gesunde Quelle: Wasser zu trinken, das übrigens reich an Mineralstoffen wie Natrium, Kalium, Calcium und Magnesium ist, ist inzwischen absolut gesellschaftsfähig. Kein gutes Restaurant kommt ohne mehrere Wassersorten auf der Getränkekarte aus. Es gibt Geschäfte und Bars, die eine unglaubliche Vielfalt anbieten, und die Flaschen für Wasser werden von Designern gestylt. Das gesunde Nass im Glas ist so angesagt, dass manche Sorte es preislich durchaus mit einem Glas Wein aufnimmt. Zu Recht! Weltweit fehlt über einer Milliarde Menschen sauberes Trinkwasser.

Unterschieden werden natürliches Mineralwasser, natürliches Heilwasser, Quellwasser, Tafelwasser und Leitungswasser. Natürliches Mineralwasser stammt aus unterirdischen Quellen, darf enteisent und mit Kohlensäure versetzt werden, während natürliches Heilwasser aus unterirdischen Quellen nicht bearbeitet werden darf. Quellwasser braucht keine behördliche Anerkennung, muss aber Trinkwasserqualität haben und Tafelwasser wird industriell aus einer Mischung aus Leitungswasser, Meerwasser, Sole, Mineralsalzen und Kohlensäure hergestellt. Wofür Sie sich entscheiden, liegt an Ihren ganz persönlichen Bedürfnissen. Kopfarbeiter sollten zu einem Wasser mit viel Magnesium greifen, wer körperlich ran muss, ist mit einem hohen Natriumgehalt gut bedient.

Wenn Sie nicht von vornherein Wasser anbieten, spätestens zum Espresso gehört es dazu. Die einen sagen, das hat damit zu tun, dass Kaffee dem Körper Wasser entzieht und dieses Defizit sofort ausgeglichen werden soll. Die DGE bestreitet das, rät aber auch zur Wasser-

Wasser – stilvoll serviert

Servieren Sie Wasser bei Tisch aus Karaffen und immer in passenden und stilvollen Gläsern. Haben Sie keine Wassergläser, greifen Sie auf kleine Weingläser zurück. Verzichten Sie auf Zitrone und Eis, damit Sie den reinen Geschmack nicht überdecken.

Kaffee-Kombination. Die verbessert nämlich die Flüssigkeitsaufnahme. So wird das Blut dünner, sodass es besser fließen und alle Zellen mit Nährstoffen versorgen kann. Schöner Nebeneffekt: Die Haut wird prall.

Tee und Schorle

Tees und Schorlen eignen sich ebenfalls gut, um den täglichen Flüssigkeitsbedarf zu decken. Warum bieten Sie im Sommer nicht einmal eine leckere Fruchtsaftschorle oder selbst gemachte Limonade an? Auch Kräutertees empfehlen sich an heißen Tagen hervorragend zum Durstlöschen und gesund sind sie obendrein. In arabischen Ländern wird zum Beispiel viel Pfefferminztee getrunken. Dort ist es ein Gebot der Höflichkeit, Gästen gleich zur Begrüßung einen Tee anzubieten. Stimmen Sie Ihre Getränke doch einmal mit dem jeweiligen Menü ab. Kochen Sie für Ihre Gäste chinesisch, passt beispielsweise gut Jasmintee zum Essen.

Übrigens: Grüner und schwarzer Tee sind reich an Fluor – gut für Knochen und Zähne – und sekundären Pflanzenstoffen, die prima freien Radikalen Beine machen. Die gesundheitliche Wirkung von Kräutertees hängt, na klar, vom jeweiligen Kraut und von der Zubereitung ab. Oft vertragen die empfindlichen Pflänzchen kein kochendes Wasser, oder nützliche ätherische Öle verfliegen, weil die Tasse während der Ziehzeit nicht abgedeckt wurde. Also drauf achten.

Kaffee

Kaffee wird oft als Flüssigkeitsdieb betrachtet und deshalb nicht dem täglich erforderlichen Flüssigkeitsbedarf zugerechnet. Es stimmt, dass das im Kaffee enthaltene Koffein harntreibend wirkt, der Effekt ist aber vorübergehend. Bei Personen, die regelmäßig Kaffee trinken, ist diese Wirkung auch schwächer ausgeprägt als bei gelegentlichen Konsumenten. Sowohl die vermehrte Wasserausscheidung als auch der damit verbundene Salz- und Natriumverlust werden normalerweise innerhalb eines Tages wieder ausgeglichen.

Als Durstlöscher ist Kaffee dennoch ungeeignet, da er eine anregende Wirkung auf Herz und Kreislauf hat. Zu viel Kaffeekonsum kann zu Nervosität und Herzrasen führen. Denken Sie dran, wenn Sie zu den Kaffee-Junkies gehören: Ein aufgedrehter Hektiker geht seiner Umwelt eher auf die Nerven. Und Ihr Organismus mag auch nicht ständig unter Strom stehen. Bis zu vier Tassen täglich sind in der Regel bedenkenlos, darüber hinaus sollten Sie aber lieber die koffeinfreie Variante wählen.

Apropos Kaffee: Nach dem Essen sollte es Espresso sein. Der kleine Schwarze ist zwar stärker im Geschmack, aber milder in seiner Wirkung auf Ihren Magen. Das liegt am geringeren Säure- und Koffeingehalt. Wenn Sie eine Kaffeetante sind, bevorzugen Sie diese Variante auch zwischendurch. Sie können den »Kleinen« ja mit heißem Wasser verlängern, falls er Ihnen sonst zu intensiv schmeckt, oder gießen Sie ihn mit heißer Milch auf.

Alkoholisches

Nicht jeder mag oder darf Alkohol trinken. Sei es aus religiösen Gründen, weil man mit dem Auto unterwegs ist, weil man keinen Alkohol verträgt oder er einem schlichtweg nicht schmeckt. Bieten Sie deshalb auf jeden Fall Getränke ohne Alkohol an. Akzeptieren Sie, wenn jemand ablehnt, ohne ihn nach den Gründen zu fragen.

Sie bieten Ihren Gästen Alkohol an, wollen selbst aber nichts trinken? Kein Problem. Heutzutage dürfen Sie auch mit einem Glas Wasser anstoßen, ohne unhöflich zu sein.

Sie sind eingeladen und wollen keinen Alkohol trinken? Auch als Gast können Sie Alkohol mit einem freundlichen »Nein danke« einfach ablehnen. Dazu bedarf es keiner Erklärung oder gar Rechtfertigung.

Sie finden, Alkohol gehört zu einem gemütlichen Abend einfach dazu? Okay, aber dann sollte bitte nicht jeder Abend gemütlich sein. Trinken Sie im Lauf des Tages mindestens 1,5 Liter Alkoholfreies und auch zwischendurch neben Hochprozentigem mal etwas ohne Prozente. So vernichten Sie weniger kostbare Gehirnzellen und schützen sich vor Schädelbrummen am Tag danach.

Wein und Bier

Ein Gläschen in Ehren kann niemand verwehren? Sicher nicht. Peinlich wird es erst, wenn Sie ein Fläschchen intus haben, auf der Weihnachtsfeier plötzlich den Chef duzen oder die ganze Tafelrunde mit eher abgeschmackten Witzen unterhalten, die außer Ihnen niemand komisch findet. Der Kater am nächsten Tag ist Ihnen dann vermutlich gewiss, und Kopfschmerzen das geringste Ihrer Probleme. Gegen Alkohol in Maßen ist in der Regel nichts einzuwenden. Sofern Sie überlegt trinken und jederzeit einen klaren Kopf behalten, können Wein und Bier sogar positive gesundheitliche Auswirkungen haben.

Wein: Das Glas Wein zum Essen rundet den Geschmack ab und fördert die Magen- und Darmfunktion. Weintrinker haben einer dänischen Studie zufolge eine niedrigere Herzinfarkt- und Gesamtsterblichkeitsrate als abstinente Personen. Im Wein finden sich essenzielle Nährstoffe, Vitamine der B-Gruppe und auch Vitamin C. Darüber hinaus enthält er die lebenswichtigen Mineralien und Spurenelemente Kalium, Magnesium, Eisen, Kupfer und Mangan in relevanter Menge.

Bier: Das Bier an einem warmen Sommerabend ist herrlich erfrischend, eine gute Vorbeugung gegen Nierensteine und hilfreich bei Verdauungsbeschwerden. Allerdings macht es auch Appetit und verführt so vielleicht dazu, dass Sie mehr futtern, als Sie eigentlich wollten und brauchten.

Darf ich im Restaurant zu meinem Essen auch ein Bier bestellen, ohne als Banause dazustehen? Sie dürfen! Heute wird das nicht mehr so eng gesehen, zumal zu manchen Speisen ein Bier einfach besser passt. Wurde ein Menü mit passenden Weinen vorbestellt, ist es unhöflich, zum Bier zu greifen. Falls Sie Wein nicht mögen, bleiben Sie dann bitte beim Wasser.

Aperitif und Digestif

Aperitif: Der Aperitif soll den Appetit anregen, die Sinne öffnen und die Zunge lockern. Sein Name kommt von aperire (= öffnen) und weist darauf hin, dass er nicht nur das Menü eröffnet, sondern auch den Verdauungsapparat öffnen und bereit machen will. Tun Sie sich daher etwas Gutes, indem Sie vor umfangreichem Essen einen »Öffner« bestellen. Schon die alten Römer kannten und schätzten seine magenfreundliche Wirkung. Damals handelte es sich allerdings noch um in Wein gelöste Pflanzen, die nicht immer wirklich gut schmeckten.

Beliebt sind Champagner, Sherry oder Roséwein. Es eignen sich außerdem alle Arten von Schaumweinen wie Frizzante und Sekt, aber auch Longdrinks wie Campari mit Soda oder Orangensaft. Selbst ein frisch gezapftes Pils oder Mineralwasser sind inzwischen erlaubt, erfüllen aber nicht den eigentlichen Zweck.

Digestif: Der Digestif wird zum Abschluss eines Essens gereicht. Er soll die

Prosecco ist doch auch Sekt, oder?

Nein! Prosecco ist der Name einer Traubensorte, die in Deutschland meist in Form von Schaumwein konsumiert wird. So wurde Prosecco zum Synonym für Sekt aus Italien. Die korrekte Bezeichnung dafür ist Frizzante. Aber Namen sind ja Schall und Rauch. Kreislauf und Laune kommen bei jedem der prickelnden Getränke in Schwung!

Verdauung, vor allem fettreicher Speisen erleichtern und entspannen. Aber Achtung, nicht der Alkohol hilft der Verdauung, sondern die Kräuter sind es! Genauer gesagt: Kümmel, Anis oder Wermut. Wenn Sie die zum Würzen verwenden, wird der Digestif überflüssig. Entscheiden Sie sich für den feuchtfröhlichen Abschluss, sollten auch entsprechende Kräuter enthalten sein. Und dann bitte nur den berühmten winzigen Schluck nehmen. Größere Mengen Alkohol bewirken nämlich genau das Gegenteil, weil sie die Nerven blockieren, die die Verdauung regeln.

Der Lebensmittel-Knigge

Gutes Benehmen im Sinn des Freiherrn hört beim Umgang mit Lebensmitteln nicht auf. Im Gegenteil: Verkochtes Gemüse ergibt nicht nur hässlichen Matsch auf dem Teller, sondern ist auch noch die pure Enttäuschung für Ihren Stoffwechsel. Nährstoffe: Fehlanzeige! Denn die sind gründlich ausgekocht und mit dem Kochwasser im Ausguss gelandet.

Sie haben die Wahl zwischen tierischen und pflanzlichen Produkten, die Ihnen ganz unterschiedliche Nährstoffe liefern. Diese Nährstoffe bilden die Energiequelle, um alle Körperfunktionen aufrechtzuerhalten. Sie sind entscheidend für Ihre Leistungsbereitschaft sowie Ihr Durchhaltevermögen. Sie bestimmen also auch, ob Sie den Freunden beim Umzug eine echte Hilfe sind oder nur ein Klotz am Bein, weil Sie schlapp in der Ecke hängen. Tanken Sie daher lieber Super, um turbomäßig durchzustarten!

Lernen Sie den Stoff kennen, aus dem die Gesundheit ist, und machen Sie sich – ganz in Knigges Sinn – fit im richtigen Umgang damit.

Treibstoff für den Körper

» Jede Substanz erfüllt im Körper eine ganz spezielle Aufgabe. Einige sind wichtig für den Aufbau von Muskulatur oder den Wärmehaushalt, andere sorgen für die tadellose Funktion der Hormone. Erst das komplexe Zusammenspiel aller Nährstoffe ermöglicht, dass Ihr Lebensmotor schnurrt. Das wissen Sie natürlich längst. Und was machen Sie daraus? Die meisten setzen die Theorie erst in die Praxis um, wenn sie eigene Kinder haben, die sie füttern müssen. Füttern Sie Ihren eigenen Körper nicht schlechter, als Sie es bei Ihrem Nachwuchs tun würden.

Eiweiß

Eiweiß ist der Powerstoff zum Aufbau von Muskelfasern, Gewebe und Organen. Es ist wichtig für die Funktion des Immunsystems, der Hormone und Enzyme und spielt eine Rolle als Überträgersubstanz des Nervensystems, die Sie für eine optimale Funktion des Rückenmarks und des Gehirns brauchen. Mit anderen Worten: Wenn Sie auch mal richtig zupacken und nicht ständig kränkeln wollen, wenn Sie mit geistreichem Witz punkten

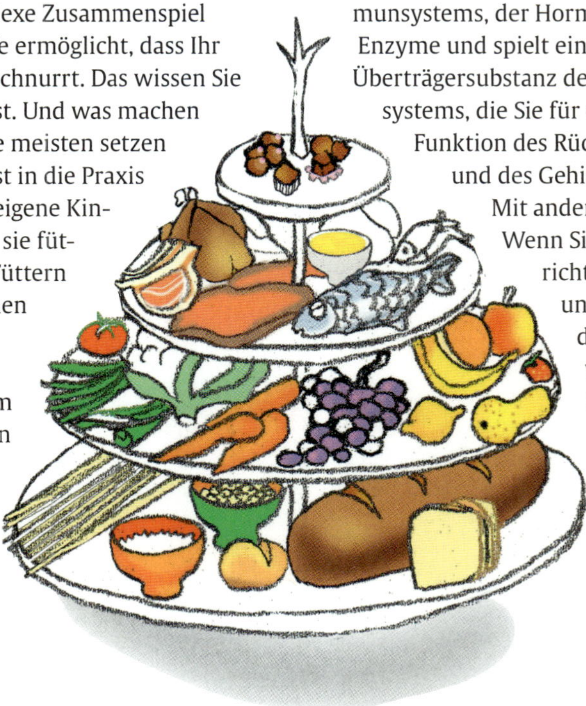

und beruflich die Nase vorn haben wollen, kommen Sie um Eiweiß nicht herum.

Gute Lieferanten sind: Fleisch, Fisch, Eier, Milch und Milchprodukte, Sojaprodukte, Hülsenfrüchte und Getreide in sämtlichen Formen.

Die schlechte Nachricht für Vegetarier: Tierisches Eiweiß ist für unseren Körper im Gegensatz zum pflanzlichen übrigens wertvoller, da es im Aufbau dem Eiweiß des Menschen ähnlicher ist. Körpereigene Substanz lässt sich somit leichter aufbauen. Empfehlenswert ist eine gezielte Kombination aus tierischen und pflanzlichen Eiweißen, da sich die Proteine gegenseitig ergänzen.

Kohlenhydrate

Kohlenhydrate liefern hauptsächlich Energie und sind wichtig für die Gehirntätigkeit. Am Körperaufbau sind sie weniger beteiligt. Greifen Sie am häufigsten zu Vielfachzucker, der in pflanzlicher und tierischer Stärke und Zellulose enthalten ist. Lieferanten sind Getreideprodukte und Kartoffeln, Muskelfleisch und Leber, Obst und Gemüse.

Schon im Mund werden Kohlenhydrate durch Speichelenzyme aufgespalten. Kauen Sie darum gründlich, sonst kann der Körper gar nicht richtig verwerten, was Sie ihm anbieten. Wer gründlich kaut, isst außerdem automatisch langsamer und verbreitet bei Tisch mehr Ruhe und Gelassenheit als jemand, der sein Essen hinunterschlingt. Das hat schon Knigge gesagt. Und jetzt wissen Sie, warum Ihr Körper dem zustimmen würde.

Die meisten Kohlenhydrate sind verdaubar, die nicht verdaubaren zählen zur Gruppe der Ballaststoffe. Ballaststoffe fördern die gute Verdauung, sind also alles andere als Ballast. Versorgen Sie Ihren Körper deshalb ausreichend damit.

So kombinieren Sie richtig

Mehl beziehungsweise Brot kombinieren Sie mit Fleisch, Fisch und Milch – wie ein selbst gemachter Hamburger oder Fischburger, der übrigens mit den Fingern gegessen werden darf, dazu ein Milchshake. Kartoffeln passen gut zu Ei, Milch, Quark, Käse – die Ofenkartoffel mit Kräuterquark ist ein Klassiker. Und besonders gesund, wenn die Kräuter frisch sind. Hülsenfrüchte sind ideal mit Ei, Weizen, Roggen – wie wäre es mal mit herzhaft angerichteten Pfannkuchen?

Klasse statt Masse

Der tägliche Bedarf an Kohlenhydraten hängt von Ihrem Körpergewicht und Ihren Lebensumständen ab. Als Faustregel rechnet man mit 5 bis 6 Gramm pro Kilogramm Körpergewicht. Werden mehr Kohlenhydrate zugeführt, werden diese in Körperfett umgewandelt und Sie nehmen zu. Rund die Hälfte Ihres täglichen Kalorienbedarfs sollten Sie mit Kohlenhydraten decken.

Fette

Fett ist der wichtigste Energielieferant für den Menschen. Es liefert ungefähr doppelt so viel Energie wie Eiweiß oder Kohlenhydrate. »Toll!«, jubeln Sie jetzt und stürmen den Kühlschrank? Halt! Fett ist nämlich nicht gleich Fett. Wir unterscheiden tierische Fette wie Butter, Sahne, Schmalz und Speck und pflanzliche wie Sesam-, Oliven- oder Sonnenblumenöl. Die Art des Fettes wird durch den Gehalt an gesättigten und ungesättigten Fettsäuren bestimmt. Tierische Fette enthalten überwiegend gesättigte Fettsäuren, pflanzliche meist einen hohen Anteil an ungesättigten Fettsäuren. Feste Fette wie Butter bestehen vorwiegend aus gesättigten Fettsäuren, flüssige Fette wie Öl dagegen eher aus ungesättigten Fettsäuren.

Für eine ausgewogene Ernährung sollten Sie sich zu jeweils einem Drittel aus gesättigten Fettsäuren, enthalten in Käse, Fleisch und Wurst, einfach ungesättigten Fettsäuren und mehrfach ungesättigten Fettsäuren ernähren. Achten Sie daher auf die richtige Mischung.

Vitamine

Vitamine sind lebensnotwendige Wirkstoffe, die dazu beitragen, dass wir gesund bleiben. Sie selbst liefern keine Energie, regulieren aber die Verwertung der Nährstoffe. Der Körper kann Vitamine nicht selbst bilden, wir müssen sie regelmäßig über die Nahrung zuführen. Knausern Sie, dann zahlt Ihr Organismus es Ihnen mit Konzentrationsstörungen, Infektanfälligkeit und ständiger Müdigkeit heim. Aber auch schwerwiegende Erkrankungen können durch eine zu geringe Vitaminzufuhr entstehen. Skorbut kennen Sie bestimmt noch aus alten Piratenfilmen. Ausgelöst durch Vitamin-C-Mangel bekamen die harten Kerle Fieber und Durchfall, die Zähne fielen aus, die Gliedmaßen verfaulten. Eklig, aber leider realistisch.

Vitamincheck

Sie können sich die Namen der neuen Kollegin und der Spielkameraden Ihrer Kinder einfach nicht merken? Sie vergessen öfter mal Dinge und wirken dadurch uninteressiert und unzuverlässig? Was andere als schlechtes Benehmen deuten, ist unter Umständen nur auf einen Mangel im Vitamin-B-Komplex zurückzuführen. Überprüfen Sie Ihre Ernährung und essen Sie vermehrt Vollkorn- und Milchprodukte.

Vitamine sind nach den Buchstaben des Alphabets (A–K) benannt und werden in fettlösliche und wasserlösliche Vitamine unterteilt.

Vitamine erhalten: Sie können Nahrungsmittel roh zu sich nehmen oder sie auf unterschiedlichste Art und Weise zubereiten: kochen, garen, dünsten, dämpfen, backen, grillen, schmoren, rösten, frittieren oder flambieren. Sie können Nahrungsmittel kombinieren und zu Mahlzeiten zusammenstellen; aus verschiedenen Speisen entstehen Menüfolgen oder Buffets.

Um den Nährwert und die Vitamine zu erhalten, anstatt sie zu zerstören, sollten Sie unbedingt auf Frische, korrekte Lagerung und Zubereitungsart achten. Denn die meisten Vitamine sind sehr empfindlich und reagieren auf Licht, Hitze, Wasser und Luft.

Frische: Sie haben schon mal eine Weltreise gemacht? Beneidenswert. Bei Obst oder Gemüse ist das allerdings kein Qualitätsmerkmal. Kaufen Sie lieber regionale und saisonale Produkte. Obst, das weit reisen muss, wird meist unreif geerntet und reift dann im Container nach. Das schmeckt man nicht nur, Sie haben dann auch ein Produkt, das

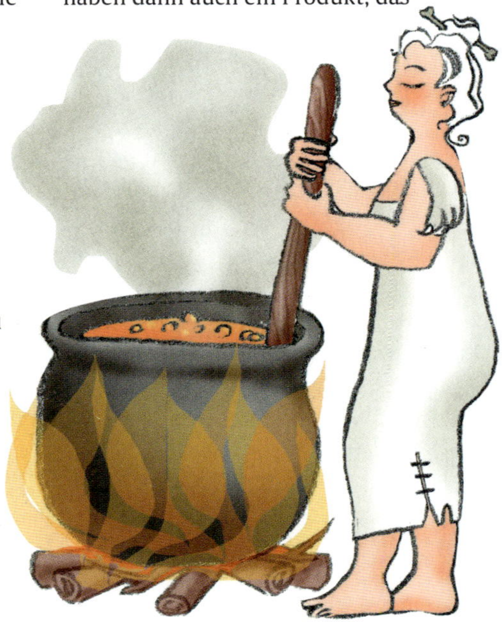

schon ein paar Tage alt ist. Zudem ist es mit Chemie belastet, die die lange Haltbarkeit überhaupt möglich macht. Igitt! Kurze Wege vom Erzeuger zum Verbraucher versprechen immer mehr Frische und sind ökologisch clever. Wenn Sie nicht die Möglichkeit haben, frisch einzukaufen, greifen Sie lieber auf Tiefkühlprodukte zurück als auf Dosenware. In Tiefkühlkost haben Vitamine die bessere Überlebenschance.

Lagerung: Die meisten Gemüse mögen es dunkel und kühl, gehören daher eindeutig in das Gemüsefach des Kühlschranks. Da halten sie sich länger, sehen knackiger aus und haben beim Vitamingehalt gegenüber ihren Küchentischkollegen klar die Nase vorn. Auch Milch mag es dunkel, das darin enthaltene Vitamin B_2 ist extrem lichtempfindlich. Bereits ein paar Stunden direkter Sonneneinstrahlung können einen Vitaminverlust von bis zu 80% bedeuten.

Frisches Fleisch sollte gut gegen Luft abgeschlossen sein und möglichst schnell verzehrt werden. Dies gilt auch für fangfrischen Fisch. Grundsätzlich sollten Sie alle frischen Produkte möglichst rasch verarbeiten. Das macht den besten Eindruck – für die Speisen auf dem Teller und für Sie bei Ihrem Arzt.

Zubereitung: Die Kartoffeln sind wässrig und der Brokkoli Matsch? Zerkochtes Essen sieht nicht nur unappetitlich aus und schmeckt meistens nicht besonders, sondern enthält auch kaum noch Nährstoffe und Vitamine. Eine schonende Zubereitung stellt sicher, dass möglichst viele Vitamine erhalten bleiben. Und die geht so:

- Produkte mit wasserlöslichen Vitaminen wie Steaks, Koteletts, Kartoffeln und Salat bloß nicht lange unter fließendem Wasser abwaschen oder gar darin baden. Eine kurze Dusche reicht.
- Dämpfen statt kochen. Halten Sie Garzeiten generell so kurz wie möglich und grillen Sie vielleicht mal wieder, statt zu braten.
- Wann immer es geht, sollten Sie Obst und Gemüse als Rohkost verzehren.
- Hacken Sie Kräuter erst kurz vor der Verwendung und genießen Sie frisch gepresste Säfte sofort.

Wenn Sie das alles beachten, können Sie mit Fug und Recht Lebensmittel als solche und sich als wahren Knigge-Profi bezeichnen.

Mineralstoffe

Mineralstoffe sind Substanzen, die wir über die Nahrung aufnehmen müssen, da der Körper sie nicht selbst herstellen kann. Sie sind unerlässlich für den Aufbau von Körpergewebe, Zellen, Knochen und Zähnen und sorgen für einen störungsfreien Ablauf der Stoffwechselvorgänge. Sie werden je nach ihrem Vorkommen im Körper in Mengen- und Spurenelemente eingeteilt. Zu den Mengenelementen gehören Natrium, Kalium, Calcium, Magnesium, Chlorid, Phosphat und Schwefel. Zu den über 20 Spurenelementen zählen unter anderem Eisen, Fluor, Kupfer, Jod und Zink.

Typgerechte Ernährung

Hinter dem Begriff typgerechte Ernährung verbirgt sich die Idee, dass zusätzlich zu einer vollwertigen Kost auch noch der Aspekt der Konstitution wie Gewicht und Gestalt eine Rolle spielt. Jeder Mensch ist schließlich ein Unikat. Wenn Sie auf gutes Benehmen Wert legen, behandeln Sie sich und Ihren Körper entsprechend!

Sie wissen inzwischen, wann Knigge Ihnen in Sachen Ernährung eher auf die Finger gehauen und wann er Ihnen Beifall gespendet hätte. Finden Sie jetzt noch heraus, was Ihnen guttut und was nicht. Vertrauen Sie dabei auf Ihre eigene Erfahrung und lassen Sie sich nicht durch ständig neue Aussagen zu Ernährungsgewohnheiten und Diäten verwirren. Sicher können Sie sich dabei von Ratgebern leiten lassen. Was zählt, ist aber letztendlich, was Ihr Körper Ihnen vorgibt. Jeder Mensch verwertet Nahrung unterschiedlich, hat seinen individuellen Stoffwechsel. Das ist auch der Grund, warum die gertenschlanke Kollegin in puncto Figur Süßigkeiten bedenkenlos essen kann, während Sie schon beim Anblick eines Tortenstücks zulegen. Dass die Kollegin trotzdem gut beraten ist, ihre glücklichen Anlagen nicht zu sehr zu strapazieren, weil auch ihr sonst Diabetes & Co. drohen, steht auf einem anderen Blatt.

Aber bitte mit Genuss

» Hinzu kommen persönliche Vorlieben und Abneigungen gegen Nahrungsmittel und Zubereitungsformen. Der Stoffwechsel ändert sich auch im Lauf der Jahre. Ein Jugendlicher benötigt eine andere Lebensmittelzusammenstellung als ein Vierzigjähriger. Einfluss haben außerdem die individuellen Lebensumstände und der persönliche Gesundheitszustand. Essen Sie, was Ihnen schmeckt und bekommt. Was nützt es, wenn der Nachbar mit seiner neuen Diät tolle Erfolge feiert, bei Ihnen die Kohlsuppe aber nur Blähungen und die Pasta nur Pickel verursachten?

Nehmen Sie sich für die Anpassung der Ernährung auf Ihren Typ unbedingt Zeit. Wenn sich der Stoffwechsel umstellt, dauert es normalerweise eine Weile, ein neues Gleichgewicht zu finden. Stellen Sie Ihre Ernährung schrittweise um und wenn Sie einen positiven Effekt verspüren, bleiben Sie dabei.

Sie sind vielleicht ein Typ!

» Es gibt unterschiedliche Konstitutionslehren aus verschiedenen Kulturkreisen. Gleich ist ihnen allen, dass Menschen mit ähnlichen physischen oder psychischen Merkmalen bestimmten Konstitutionstypen zugeordnet werden. Alle Typen mit Kugelbauch, rotem Gesicht und aufbrausendem Temperament sollten demnach gleiche Lebensmittel essen und meiden – nur mal so als Beispiel. Soll andersherum heißen, der Choleriker, der zu Sodbrennen neigt, braucht eine andere Ernährung als die scheue Maus, die sich mit Verdauungsbeschwerden herumschlägt. Holen Sie das Beste für sich heraus, und man wird Ihnen Ihr Wohlbefinden ansehen.

Ayurveda

Die ayurvedische Lehre unterscheidet die drei Typen Vata, Pitta und Kapha. Diese drei Doshas – das ist das Ayurveda-Wort für Konstitutionstypen und hört sich doch viel relaxter an, oder? – sind so zu beschreiben:

Vata: ist ein Leichtgewicht mit schmalem Gesicht, trockener Haut, kleinen

Augen und schmalen Lippen. Es ist pfiffig, aber auch empfindlich, macht sich oft Sorgen und schläft deshalb nicht so gut. Auch die Verdauung könnte besser sein. Verstopfung droht. Urlaub an der Nordsee ist nix, denn kalt und windig mag er's gar nicht.

Pitta: Das Mittelgewicht geht Dinge langsamer und besonnener an. Es ist ganz unternehmungslustig, verliert aber leicht die Geduld und ist nicht schwer auf die Palme zu bringen. Hitze liegt ihm gar nicht – auch beim Essen bevorzugt es kalte Speisen und Getränke.

Kapha: Na klar, das Schwergewicht, das gerne mal zu viele Kilos mit sich herumschleppt. Optisches Merkmal: dickes, oft dunkles Haar. Es ist der gemächliche Typ, der wenig Hunger hat, langsam verdaut, langsam kapiert und gerne viel schläft.

Ayurvedisch durch den Tag

Alle Nahrungsmittel, Kräuter und Gewürze werden den Geschmacksrichtungen süß, sauer, salzig, bitter, herb und scharf zugeordnet. Die Aufnahme von Nahrungsmitteln aus einer bestimmten Gruppe hat direkten Einfluss auf den Konstitutionstyp. Sie kann ausgleichen und fördern, aber auch hinderlich sein. Die Nahrung sollte der Jahreszeit und dem Klima angemessen sein, aber auch der ausgeübten Tätigkeit, dem Alter, Geschlecht und Gesundheitszustand des Essers entsprechen.

Grundregel: Die schwerste Mahlzeit nehmen Sie mittags zu sich. Da lodert das Verdauungsfeuer Agni am heftigsten. Essen Sie also nicht eine Kleinigkeit am Schreibtisch, weil Sie ja abends so richtig zuschlagen wollen. Gönnen Sie sich lieber eine Mittagspause mit einer richtigen Mahlzeit. So tanken Sie Energie für den Nachmittag und sind gefeit vor Heißhungerattacken. Konzentrieren Sie sich einzig auf das Essen. Sie werden staunen, welche Nuancen Sie mit der Zeit »erschmecken« können.

Naturell-Lehre

Bei dieser Ernährungslehre, die von Carl Huter entwickelt wurde, kennt man drei Grundtypen: den Empfindungstyp, den Bewegungstyp und den Entspannungstyp. Bei den meisten Menschen findet sich eine Mischform aus zwei Grundformen, von denen eine stärker ausgeprägt ist. Finden Sie sich wieder?

Empfindungstyp: Menschen dieses Typs sind meist schlank oder sogar dünn.

Sie nehmen schlecht zu, verfügen über zarte Gesichtszüge und eine lebhafte Mimik. Die Augen sind groß und ausdrucksvoll, die Nase schmal, das Haar seidig, aber dünn. Auch die Gliedmaßen sind feingliedrig und zart. Körperlich sind sie eher schwach, ihre Stärke liegt im Ausdauerbereich.

Auffallendste Schwäche des Empfindungstyps ist der Magen mit dem Verdauungstrakt. Daher empfiehlt sich, gezielt auf die Verträglichkeit zu achten und auf grobe Vollkorngerichte, viel Rohkost und Hülsenfrüchte zu verzichten. Günstiger sind Gerichte wie Suppen, gedünstetes Gemüse und Vollkorntoast. Wer sich zu diesem Typ zählt, sollte regelmäßig und in Ruhe essen. Mehrere kleine Portionen über den Tag verteilt und eine entspannte Atmosphäre beim Essen fördern das Wohlbefinden.

Bewegungstyp: Dieser Typ ist athletisch und hat einen kräftigen Körperbau. Im kantigen, knochigen Gesicht erscheinen die Augen eher klein. Die Nase dagegen ist groß und lang, das Kinn deutlich ausgeprägt. Menschen dieses Typs sind blond oder rothaarig und haben eine helle, sonnenempfindliche Haut. Arme und Beine sind lang, der Körperbau begünstigt eine Reihe sportlicher Aktivitäten, besonders im Bereich des Kraftsports.

Als Bewegungstyp verbrennen Sie ausreichend Energie. Essen Sie viele Kohlenhydrate wie Kartoffeln, Vollkornprodukte, Gemüse und Obst. Die Neigung zu Übersäuerung und entzündlichen Krankheitsbildern wie Rheuma macht eine eiweißarme Kost sinnvoll. Die Leber ist der Schwachpunkt dieses Typs, deshalb sollten Sie ein besonderes Augenmerk auf die Qualität der Lebensmittel richten, um möglichst wenig Schadstoffe aufzunehmen.

Entspannungstyp: Er ist kräftig gebaut und hat eine Tendenz zum Übergewicht. Die Haut ist glatt, das Gesicht voll und rund, die Mimik verhalten. Der Hals wirkt eher kurz, der Körperbau generell füllig und kräftig. Gehören Sie diesem Typ an, empfiehlt es sich, auf die Energie- und Fettzufuhr besonders zu achten.

Diabetes, Gicht und Stoffwechselprobleme finden sich bei diesem Typ häufig. Gegensteuern lässt sich mit einer ballaststoffreichen Ernährung, viel Obst und wasserhaltigen Gemüsesorten wie Paprika und Tomaten. Fleisch und Wurst sollten nur in den mageren Varianten und möglichst selten auf dem Speiseplan auftauchen. Auch Süßigkeiten bekommen diesem Typ gar nicht gut und sollten nur in homöopathischen Dosen genossen werden.

Fazit à la Knigge: Wer ständig gegen das eigene Naturell, gegen die eigene Konstitution lebt, wird damit nicht glücklich. Aber: Sie wollen doch so mit sich umgehen, dass Sie sich wohl fühlen, Sie fit und gesund sind. Begeben Sie sich daher auf Spurensuche. Finden Sie heraus, welche Ernährung am besten Ihrem Typ entspricht und kombinieren Sie Ihre Erkenntnisse mit den Ernährungsregeln der Deutschen Gesellschaft für Ernährung. Viel mehr können Sie kaum für Ihr Wohlbefinden tun. Knigge würde sich freuen.

Essen zwischen Tür und Angel

Manchmal ist die Mittagspause einfach zu kurz, um sich in Ruhe hinzusetzen. Dann bleibt oft nur der Gang zur nächsten Imbissbude oder in den Laden um die Ecke, um nicht zu verhungern. Fast Food boomt und ist inzwischen fast überall zu finden, Coffee to go finden viele hip. Auf der Straße zu essen und zu trinken, ist nichts Ungewöhnliches mehr und muss auch nicht peinlich sein – sofern Sie nicht gnadenlos mit Snack und Drink in das nächste Kaufhaus drängeln und Ihre Spuren hinterlassen.

Eins mal vorab: Was erlaubt ist, ist noch lange nicht toll. Sie müssen nicht jede Mode mitmachen, um ganz hoch im Kurs zu stehen. Für Ihr Wohlbefinden ist es auf jeden Fall besser, Ruhe in Ihr Mahl zu bringen. Essen Sie langsam und kauen Sie gründlich. Und achten Sie darauf, was Sie essen. Fast Food heißt nichts anderes als schnelle Ernährung und muss nicht zwangsläufig fett, pappig, geschmacksneutral und ungesund sein. Inzwischen gibt es immer mehr leckere und gesunde Varianten.

Wozu würden Sie der gestressten Lieblingskollegin raten, die auf die Schnelle etwas futtern möchte? Zum fetten Fleischklops im Weißmehlbrötchen mit überzuckertem Ketchup oder zum Vollkornbrötchen mit Frischkäse und Kresse oder zu Hühnchen-Wraps mit Rucola? Letzteres ist angesagt, zumindest in der Stadt überall zu bekommen, und tut doppelt gut. Zum einen, weil Sie damit Zeit, also auch Stress sparen. Zum anderen, weil auch noch viele Vitamine, Mineral- und Ballaststoffe drin sind.

Fast-Food-Sünden

» Nehmen Sie den Begriff Fast Food bloß nicht allzu wörtlich. Essen Sie nicht im Sauseschritt, sondern bleiben Sie dabei lieber stehen oder – noch besser – setzen Sie sich hin. Das hat den Vorteil, dass Sie kontrollieren können, wo die Soße aus dem Brötchen quillt. Vor allem können die beteiligten Nerven so richtig gemütlich auf Verdauungsarbeit schalten, während Sie Pause haben. Vermeiden Sie am besten alle klecker-gefährlichen Snacks. Hotdogs, Hamburger und Sandwiches mit viel Soße haben nun einmal die Tendenz, zu tropfen oder Bestandteile zu verlieren. Und ungesund sind sie obendrein! Klassisches Fast Food – von der Currywurst bis zum Cheeseburger – hat einfach zu viel Fett und zu wenig Vitamine, Mineralien und Ballaststoffe. Haben Sie den Film »Supersize me« gesehen, in dem sich der Held einen Monat lang ausschließlich von diesem Zeug ernährt? Prima, dann wissen Sie ja, wie schnell der Körperfettanteil steigt und sich die Blutwerte verschlechtern.

Coffee to go

Den Kaffee zum Mitnehmen sollten Sie ebenfalls nicht während des Gehens schlürfen. Das ist nicht nur umständlich, sondern zudem gefährlich – denn der Kaffee ist gerade zu Beginn oft sehr heiß. Das Fleckenpotenzial ist hier ebenfalls hoch. Bleiben Sie also lieber eine kleine Weile stehen oder setzen Sie sich auf eine Bank. Das bringt den zusätzlichen Vorteil der Entspannung. Lassen Sie den Blick in die Ferne schweifen und die Gedanken auch. So machen Sie wirklich Pause!

Übrigens: Mehr als vier Tassen des schwarzen Gebräus sollten es am Tag nicht werden, da der Kreislauf sonst zu heftig angesprochen wird. Als Durstlöscher für unterwegs ist Kaffee ebenso ungeeignet, zumal er harntreibend wirkt und Sie immer auf die Suche nach einer Toilette schickt. Ein Mineralwasser ist hier die bessere Wahl.

Feste Essenszeiten?

» Wie ist das bei Ihnen? Sind Sie morgens so in Eile, dass Sie statt zu frühstücken nur schnell Kaffee trinken? Wie oft lassen Sie die Mittagspause aus, weil es im Büro zeitlich gerade nicht passt? Schleichen Sie manchmal spätabends noch an den Kühlschrank, weil Sie der große Hunger überfällt?

Die meisten Menschen in Deutschland haben einer Umfrage zufolge keine festen Essenszeiten mehr und fühlen sich generell bei den Mahlzeiten gehetzt. Neben der eigentlichen Unzufriedenheit darüber führt dieses Verhalten auf Dauer auch zu gesundheitlichen Problemen. Wer schnell isst, isst mehr als nötig. Dies verursacht oft Gewichtsprobleme. Zudem kann Schlingen Verdauungsprobleme nach sich ziehen. Luft wird geschluckt und bläht den Bauch auf.

Empfehlenswert sind deshalb feste Zeiten, führen Sie diese als Rituale am Familientisch ein und lassen Sie keine Mahlzeit aus. Ideal am Tag sind fünf kleine Mahlzeiten, wobei das Mittagessen auch ein wenig größer ausfallen kann.

Guter Start in den Tag

Keine Lust auf Frühstück? Gibt's nicht! Sie haben nur noch nicht das Richtige gefunden. Probieren Sie aus, ob Ihnen statt des nährstoffarmen Weißmehlbrötchens mit fetter Wurst nicht Joghurt mit frischen Früchten besser schmeckt. Obst & Co. können Sie schon am Vorabend klein schneiden und in einer Dose im Kühlschrank frisch halten. Die Ausrede, morgens würde die Zeit zum Zubereiten nicht reichen, können Sie Ihrem Körper nicht auftischen. Auch schnell gemacht: Hafer- oder Reisflocken mit Milch und Trockenfrüchten, Vollkornbrötchen mit Marmelade oder magerem Käse. Das macht gute Laune und gibt Energie für den Vormittag. Vorsicht, Falle! Fertigmüslis sind oft überzuckert und daher ungeeignet!

Volle Aufmerksamkeit bitte!

Zeitung lesen beim Essen ist tabu. Das ist nicht nur unhöflich den anderen Tischgenossen und dem Koch gegenüber. Es stört zudem die Verdauung, da in der Regel nicht mehr ausreichend gekaut wird.

Mittags – für Energie sorgen

Etwa ab 12 Uhr sinkt die geistige und körperliche Leistungsbereitschaft. Dann will Ihr Magen etwas zu tun kriegen. Optimal sind Ballaststoffe, zum Beispiel aus Vollkorn, weil die lange satt machen. Dazu reichlich Gemüse futtern. Dann stimmt's auch mit den Vitalstoffen. Nach dem Essen ist Ihr Verdauungsapparat voll beschäftigt – das macht müde! Weil ein Nickerchen den meisten nicht vergönnt ist, zu Mittag nur wenig Fett und Zucker verspeisen. Sonst sind Sie erst richtig schlapp.

Richtiger Abschluss

Zwischen 17 und 19 Uhr ist die optimale Zeit für ein leichtes Abendessen – dann arbeitet die Bauchspeicheldrüse am besten. Spätestens zwischen 21 und 23 Uhr schaltet die Verdauung auf Feierabend. Wenn Sie jetzt noch ordentlich futtern, bleiben Nahrungsbrocken in Magen und Darm liegen. Das führt zu Geräuschen im Bauch, die jede noch so heiße Liebe abkühlen. Und auch Ihr Organismus wird Ihnen früher oder später die Freundschaft kündigen, wenn Sie ihn nach Feierabend noch schuften lassen.

KÖNNEN SIE KNIGGE? – LÖSUNGEN

Nachsalzen: Nein, das geht gar nicht! Sie beleidigen damit den Koch. Probieren Sie zuerst einen Happen und würzen Sie dann nach, wenn es nötig ist.

Lebhafte Gestik: Nein, auf keinen Fall! Wenn Sie Ihre Aussagen unterstreichen wollen, legen Sie dazu bitte das Besteck weg. Es ist einschüchternd und unter Umständen sogar gefährlich, mit Messer und Gabel herumzufuchteln. Außerdem kann es dabei passieren, dass Sie Ihre Tischgenossen unabsichtlich bekleckern.

Wassermelone: Aus der Melonenscheibe schneiden Sie mit Messer und Gabel kleine, mundgerechte Stücke, Kerne dürfen Sie zur Seite schieben.

So vermeiden und entschärfen Sie Peinlichkeiten kniggegerecht

»... *daß man bei Tische den abgeleckten Löffel, womit man gegessen, nicht wieder vor sich hinlegen solle, wie das so viele tun; daß man einen Zahnstocher, womit uns ein anderer ausgeholfen, ihm nicht, wenn wir ihn gebraucht haben, wiedergeben dürfen ...«*

Jeder kennt sie, jeder fürchtet sie – peinliche Situationen. Lernen Sie, souverän mit Fallstricken und Patzern umzugehen, und betreten Sie jeden Fettnapf nur einmal. Sie fühlen sich gesellschaftsfähig und sind mit guten Umgangsformen vertraut. Trotzdem kann es natürlich vorkommen, dass Ihnen Missgeschicke widerfahren, mit denen Sie so nicht gerechnet haben. Was in der Rückschau oft für eine lustige Geschichte gut ist, ist im Augenblick des Geschehens höchst peinlich und treibt die Schamesröte ins Gesicht. Ganz besonders unangenehm wird es für die meisten, wenn Ihnen der Körper einen Streich spielt und sich mir nichts, dir nichts, Ihrer Kontrolle entzieht. Da entfleucht mal ein Wind oder ein lauter Rülpser. Wie reagieren Sie auf solche Entgleisungen am besten, welche Möglichkeiten haben Sie, die Situation zu entschärfen?

Aufstoßen

Wenn Sie ständig aufstoßen müssen und dabei womöglich noch laut hicksen oder Schluckauf haben, bitten Sie kurz um Entschuldigung und verlassen den Raum. Trinken Sie Wasser in kleinen Schlucken, manchmal lässt sich das Problem damit schon in den Griff kriegen. Häufiges Aufstoßen kann auf ein Säureproblem hindeuten. Lassen Sie Ihren Säure-Basen-Haushalt checken. Vielleicht liegt es aber auch einfach an üppigem Essen oder am Genuss stark kohlensäurehaltiger Getränke. Im Grunde ist Aufstoßen nichts anderes als eine Blähung, die einen anderen Weg genommen hat. Aber: Es ist gesund. Immerhin werden Sie bei dem peinlichen Vorgang Gase aus dem Magen los, die sonst womöglich gegen Zwerchfell oder indirekt gar gegen das Herz drücken würden. Daher besser nicht unterdrücken, sondern abwenden und versuchen, die Luft leise und kontrolliert herauszulassen. Stoßen Sie ständig auf, gönnen Sie sich ein Tässchen Kamillentee und lassen Ihren Magen einmal untersuchen.

Küss die Hand

Der gute alte Handkuss! Finden Sie es irgendwie nett, fühlen Sie sich geschmeichelt, wenn ein Herr Ihnen einen Handkuss verpasst? Oder ist Ihnen das total peinlich? Tatsache ist, dass er nur noch in Polen und vielleicht Österreich, Frankreich oder auch Italien manchmal vorkommt. Darüber hinaus ist er nahezu ausgestorben. Für Männer gilt: Der Kuss wird nur angedeutet. Der Abstand zwischen männlichen Lippen und weiblichem Handrücken sollte rund zwei Zentimeter betragen. Für die Damen gilt: Bloß nicht wegziehen, aber auch nicht fordernd den Handrücken hinstrecken und einen Handkuss erzwingen. Genauso wenig gehört es sich, die Stelle hinterher abzuwischen. Ist die Aktion feucht ausgefallen, nutzen Sie dezent die nächste Gelegenheit, sich die Hände zu waschen, um mögliche Bakterien loszuwerden.

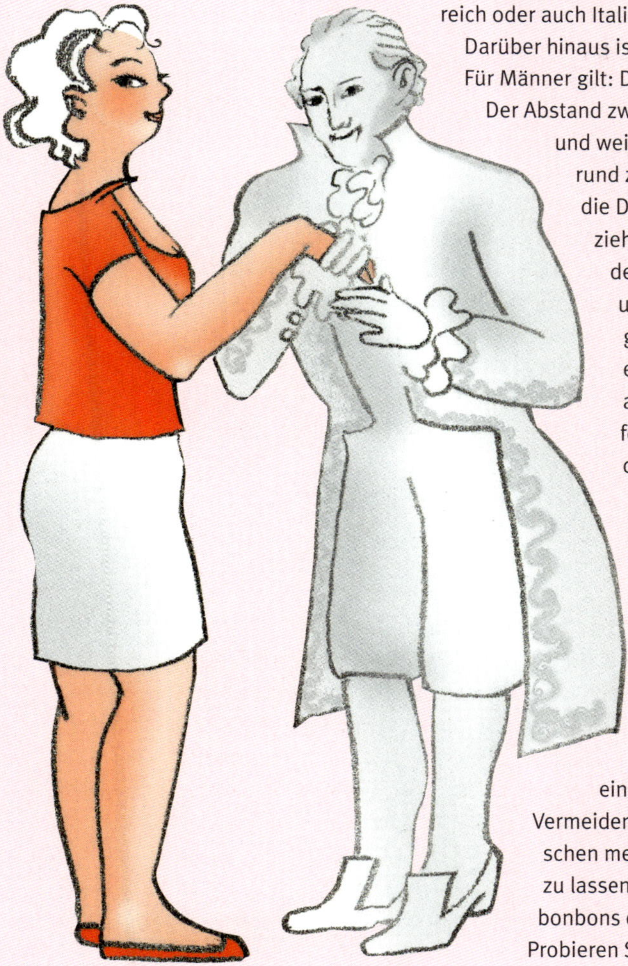

Gerüche

Sie haben am Vortag Knoblauch gegessen oder Sie fasten gerade und verströmen deshalb einen etwas strengeren Geruch? Vermeiden Sie unbedingt, Ihre Mitmenschen mehr als nötig, daran teilhaben zu lassen. Werfen Sie Pfefferminzbonbons oder Veilchenpastillen ein. Probieren Sie es auch ruhig einmal mit den guten alten Hausmitteln: Frische Petersilie, Ingwer oder getrocknete Salbeiblätter können Sie kauen. Essen Sie einen Apfel, das ist gesund und hilft ganz erstaunlich. Oder gurgeln Sie mit Pfefferminztee oder Myhrrentinktur. Falls Sie oft unter unangenehmen Gerüchen leiden, die Ihrem Mund entströmen, ohne dass Sie etwa Kaffee getrunken oder geraucht haben, sollten Sie das – peinlich hin oder her – untersuchen lassen. Es kann nämlich auf eine Bronchitis hinweisen.

Schweißfüße

Neigen Sie zu Schweißfüßen? Dann lassen Sie bitte die Schuhe an. Vermeiden Sie Strümpfe aus Synthetik und greifen Sie besser zu atmungsaktiven Stoffen wie Baumwolle. Ratsam ist auch, Schuhe aus Leder zu tragen, in Modellen aus Plastik und Lack schwitzen Sie stärker. Probieren Sie auch das gute alte Hausmittel: Geben Sie zwei Liter Tomatensaft in eine Schüssel mit warmem Wasser und baden die Füße eine Viertelstunde darin. Mehrmals angewendet, bringen Sie den Schweißdrüsen so bei, nur die angemessene Menge Schweiß zu produzieren. Ebenfalls bewährt haben sich heiß-kalte Wechselbäder.

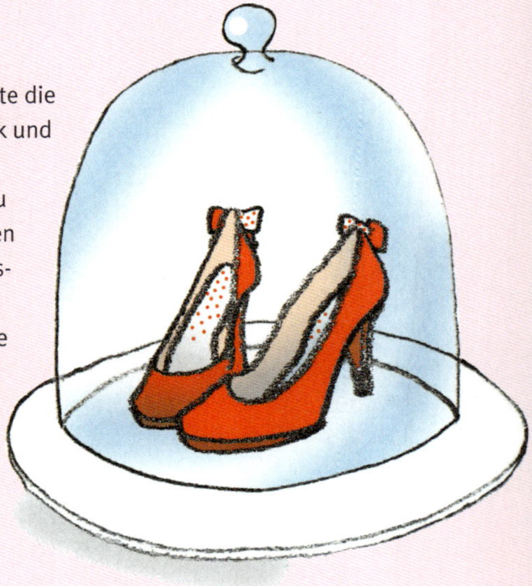

Hustenanfall

Steigert sich ein kurzes Hüsteln zu einem Hustenanfall, bitten Sie in einer Besprechung um eine kurze Unterbrechung und versuchen Sie, das Problem zu beheben. Befinden Sie sich gerade im Theater oder Konzert, verderben Sie anderen das Vergnügen nicht und verlassen Sie falls möglich den Saal, so leise Sie können. Oft hilft ein Bonbon, ein Glas Wasser und tiefes Atmen. Ebbt der Anfall allmählich ab, warten Sie noch kurz, bis Sie sicher sind, dass er nicht wiederkehrt. Tupfen Sie die Schweißperlen weg und begeben Sie sich wieder in Gesellschaft, wenn sich auch Ihre Gesichtsfarbe normalisiert hat.

Magengeräusche

Sie sitzen in der Besprechung oder in der Oper und ausgerechnet dann, wenn es am stillsten ist, grummelt und rumort Ihr Magen. Übergehen Sie die Geräusche ohne Kommentare. Kann sich Ihr Gedärm einfach nicht beruhigen, sollten Sie den Raum verlassen. Es macht sich überhaupt nicht gut, wenn es während der Lyriklesung gluckert und knurrt. Lutschen Sie ein Bonbon oder essen Sie eine Kleinigkeit; manchmal hilft das bereits. Am besten wäre, Sie essen schon vor einer Veranstaltung etwas, damit Sie gar nicht erst in die Peinlichkeitsfalle tappen. Können Sie machen, was Sie wollen – essen oder nicht –, aber Ihr Magen führt dauernd ein lautstarkes Eigenleben, dann liegt das vielleicht an Nahrungsmittelunverträglichkeiten oder an einer gestörten Darmflora. Lassen Sie die Ursache von einem Arzt oder Heilpraktiker abklären, bevor Sie bei anderen anecken oder sich handfeste Beschwerden einhandeln.

Niesen

Es beginnt mit einem Kribbeln, dann beginnen oft schon die Säfte zu strömen. Wenn Sie merken, dass sich ein Nieser ankündigt, wenden Sie flugs den Kopf vom Gesprächs- oder Tischpartner ab. Niesen Sie nicht einfach in die Gegend, sondern benutzen Sie am besten ein Taschentuch. Haben Sie so schnell keines griffbereit, können Sie auch in die geöffnete Hand niesen. Dazu sollten Sie die linke Hand benutzen, da die rechte Hand zum Gruß gereicht wird. Hinterher bitte auf keinen Fall die schnodderige Hand verstohlen an der Hose abwischen. Nehmen Sie, wenn weit und breit keine Toilette ist, ein Taschentuch zur Hilfe oder gehen Sie am besten zum Händewaschen. Sie verteilen sonst womöglich Krankheitserreger.

Jemand anderem »Gesundheit« zu wünschen, gehört sich laut Knigge übrigens nicht, da damit auf körperliche Gebrechen hingewiesen wird. Zudem wird die Aufmerksamkeit erst recht auf das peinliche Ereignis gelenkt. In der Praxis ist es jedoch so, dass die meisten gerne »Gesundheit« wünschen und dies als Akt der Höflichkeit sehen.

Peinliche Winde

Es gibt doch tatsächlich noch immer erwachsene Menschen, die es lustig finden oder meinen, es gehöre zur Selbstentfaltung, wenn sie andere mit den Geräuschen und, schlimmer noch, den Gerüchen ihrer Blähungen belästigen. Bitte nicht! Suchen Sie die Toilette auf oder gehen Sie an die frische Luft. Ist das Malheur trotzdem passiert, entschuldigen Sie sich höflich. Verzichten Sie dabei jedoch auf lange Erklärungen.

Auch hier gilt: Vorbeugen ist besser als Schämen. Blähungen entstehen durch verschluckte Luft oder durch Gase, die sich bei der Verdauung bilden. Bestimmte Lebensmittel wie

Zwiebeln, Hülsenfrüchte, Kohl, Brot, viel Fett und Alkohol, aber auch Nikotin und Kaffee fördern die Gasbildung. Verzichten Sie möglichst darauf, wenn Sie unter dem Problem zu leiden haben. Linderung bringen hingegen Bewegung, Tees aus Pfefferminze, Fenchel, Anis oder Kümmel. Ein guter Rat: Essen Sie in aller Ruhe. Das tut Ihrem Körper sowieso gut und Sie verschlucken weniger Luft, die sich dann ihren Weg ins Freie suchen muss. Im Akutfall hilft nur eins: Pobacken zusammenkneifen!

Schwitzen

Sie hatten eine lange Anreise und kommen etwas verschwitzt zu Ihrem Termin. Dann sollten Sie auf jeden Fall Ersatzwäsche dabeihaben. Gerade im Sommer gehört eine frische Bluse oder ein frisches Hemd in Ihr Notfallgepäck. Außerdem empfehlen sich eher helle Farben, darauf sieht man Schweißflecken viel weniger als auf dunklen Stoffen. Noch besser: Nähen Sie sich sogenannte Achselblätter in Ihre Kleidung ein. Damit sind Sie länger auf der trockenen Seite.

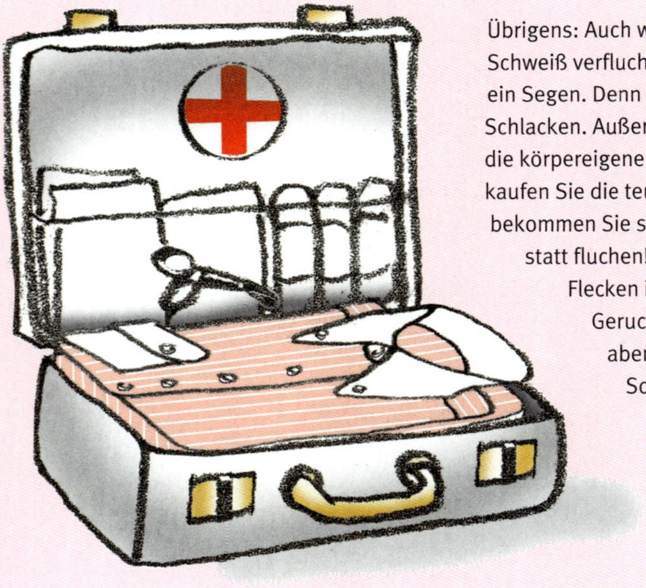

Übrigens: Auch wenn Sie den peinlichen Schweiß verfluchen, er ist für Ihren Körper ein Segen. Denn er entsorgt Giftstoffe und Schlacken. Außerdem ist er gewissermaßen die körpereigene Klimaanlage. Für Ihr Auto kaufen Sie die teuer, für Ihren Organismus bekommen Sie sie gratis. Also bitte freuen statt fluchen! Neben den hässlichen Flecken ist natürlich vor allem der Geruch peinlich. Der entsteht aber nur, wenn Bakterien den Schweiß zersetzen. Wer sich regelmäßig wäscht, müffelt auch in der Hitze nicht. Wenn doch, oder wenn Sie mehr schwitzen als andere, befinden Sie sich vielleicht in den Wechseljahren? Nicht? Dann besser die Ursache abklären. Allzu heftige Schweißausbrüche können auf Erkrankungen hinweisen, und zwar von Mangelerscheinungen bis hin zu Störungen des Lymphsystems.

Verschluckt

Sie haben trotz aller Vorsicht mit dem letzten Bissen eine Fischgräte erwischt und wissen nicht, wie Sie die elegant herausbefördern sollen? Grundsätzlich gilt: Alles verlässt den Mund so, wie es hineingekommen ist. Platzieren Sie die Fischgräte unauffällig auf die Gabel und legen Sie sie dann am Tellerrand ab. So verfahren Sie auch mit allen anderen Lebensmittelbestandteilen, wie etwa Knorpelstücke oder Obstkernen, die Sie nicht runterschlucken wollen.

Übrigens: Aus falscher Scham große, zähe Fleischbrocken oder gar Knochenstückchen zu schlucken, kann böse enden. Die können im wahrsten Sinne des Wortes im Halse stecken bleiben oder zumindest schwer im Magen liegen. Also raus damit! Bekommen Sie den »Fremdkörper« nicht ohne Weiteres aus dem Mund, suchen Sie bitte die Waschräume auf und entledigen sich dort des Problems. Sitzt eine Gräte quer in der Speiseröhre, kann das zu fiesen Verletzungen führen, die Speiseröhre dadurch anschwellen. Werden Sie den Störenfried lieber vorher los, indem Sie kleine Zitronenstückchen essen. Die Säure löst den Kalk in der Gräte und macht sie weich. Schmeckt scheußlich, hat aber den gleichen Effekt: etwas verdünnten Essig trinken. Einen ordentlichen Bissen Brot kauen und schlucken – damit sollte Ihr Problem gelöst sein. Bei starken Schmerzen, Atemnot oder heftigem Husten heißt es: ab in die Notaufnahme!

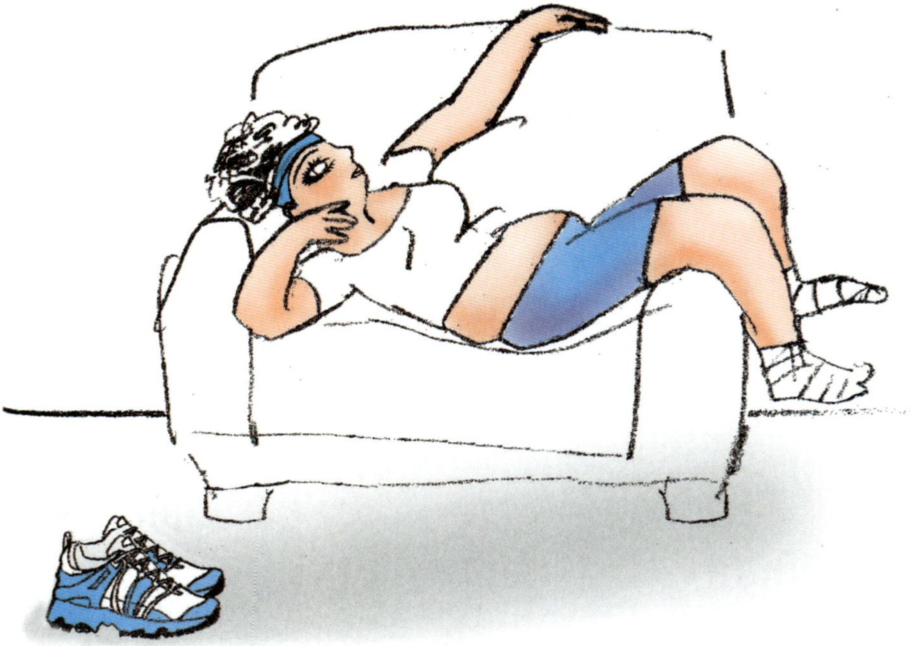

Was gutes Benehmen mit den Muskeln zu tun hat

»Wer aber jedes Lüftchen fürchtet und jede Anstrengung und Übung seiner Glieder scheut, der lebt ein ängstliches, nervenloses Austernleben.«

Indem Sie Bewegung in Ihr Leben bringen, gewinnen Sie nicht nur an Kraft, Ausdauer und Haltung, sondern auch an Lebensfreude, Ausstrahlung und Überzeugung. Das wirkt positiv – auf Sie selbst und auf andere.

KÖNNEN SIE KNIGGE?

Ich habe meinen Vorgesetzten neulich im Fitnessstudio getroffen.	Wie begrüße ich ihn?
Ich fahre gerne mit dem Fahrrad zur Arbeit, bin dann aber immer etwas verschwitzt.	Ist das zumutbar?
Ich habe eine Einladung zu einer Betriebsfeier bekommen. Der Dresscode lautet sportlich-elegant.	Darf ich in Turnschuhen erscheinen?

Perfekter Auftritt

Wer Sport treibt, verfügt über ein besseres Körpergefühl, das wissen Sie natürlich. Attribute, die häufig trainierten Menschen zugeordnet werden, sind: aktiv, energisch, durchsetzungsfähig, ausgeglichen, gesund, selbstbewusst und dergleichen mehr. Das soll man auch von Ihnen sagen? Kein Problem, wenn Sie sich bewegen!

Unser Körper muss in Bewegung sein, damit die Muskeln leistungsfähig bleiben, sonst verkümmern sie. Auch die Gelenke werden erst durch Aktivität genährt und geschmiert. Das ist Ihnen vermutlich ebenfalls nicht neu, nur konnten Sie es bisher ganz gut verdrängen. Wird schon nicht so schlimm sein, lieber gemütlich auf dem Sofa zu liegen. Falsch! Die Folgen von Sportverzicht sind zunehmende Bewegungseinschränkungen und schwerwiegende Krankheiten. Mit Sport dagegen bleiben Sie beweglich, wirken jünger und gesünder und haben oft auch mehr Lebensfreude als Menschen der Sofa-Fraktion. Also los, schnüren Sie die Sportschuhe! So viel gutes Benehmen hat Ihr Körper verdient. Seien Sie sicher: Er bedankt sich mit einem umwerfenden Glücksgefühl.

Wunderwaffe Bewegung

» Bewegung ist ein echter Tausendsassa, wenn es um ein gesundes Leben geht. Sie ist der Schlüssel zu mehr Wohlbefinden. Und das nicht nur körperlich, sondern auch geistig. Joggen Sie der nächsten Erkältungswelle einfach davon oder lindern Sie Schmerzen durch sanfte Gymnastik. Häufige Leiden wie Rückenbeschwerden und Übergewicht entstehen oft erst, weil der Betreffende sportliche Aktivitäten strikt meidet. Dies bereits in so erschreckendem Maß, dass von Zivilisationskrankheiten die Rede ist.

Mal ehrlich: Stellen Sie sich einen Menschen vor, an dem Ihnen viel liegt und der ständig über Ziehen in der Schulter und Knirschen in den Knien stöhnt. Was würden Sie ihm raten? Klar, einen sanften Start in ein bewegtes Leben mit Wassergymnastik vielleicht oder Nordic Walking. Und warum hören Sie selbst nicht auf diesen Rat? Ihr Körper hätte jedenfalls ein Recht darauf.

Wissen Sie noch, wann Sie das letzte Mal so richtig und mit Freude gerannt sind? Als Kind? Aber an das große Glücksgefühl erinnern Sie sich vermutlich trotzdem. Noch immer steckt ein Kind in Ihnen, das rennen, hüpfen und toben will. Seien Sie nett zu ihm, lassen Sie es ausgelassen herumtollen. Sie werden staunen, wie viel Lebensfreude auch ein Erwachsener daraus gewinnt – Lebensfreude, die man Ihnen ansieht.

Erkältung, na und?

Hat eine Erkältung Sie erwischt, sollten Sie sich wirklich ein bisschen schonen. Durch den erhöhten Stoffwechsel beim Sport können sich Erreger schneller ausbreiten und die Symptome verschlimmern. Warten Sie, bis Sie sich besser fühlen. Haben Sie allerdings das Gefühl, es steckt erst etwas in den Knochen, verhindert die Anregung des Immunsystems durch Sport manchmal, dass Husten & Co. ausbrechen.

Mehr Sport – Ihr Gewinn

Bewegung ist ein ursprüngliches Bedürfnis, das eine ganze Reihe von positiven Effekten zu bieten hat.

- Ihr Körper wird besser mit Nährstoffen versorgt.
- Der Stoffwechsel arbeitet schneller.
- Die Verdauung wird angekurbelt.
- Herz und Lunge werden größer und leistungsfähiger.
- Muskeln und Gehirn werden besser durchblutet – Sie können anpacken und mitdenken.
- Der Knochenaufbau wird unterstützt.
- Bänder, Gelenke und das Immunsystem werden gestärkt.
- Ihr Schlaf wird erholsamer.
- Sexualität macht mehr Spaß.
- Stress nehmen Sie auf die leichte Schulter.

Massenhaft Gründe, Sport zu treiben. Knigge hat das so gesehen: *»Wer jede Anstrengung seiner Glieder scheut, versucht es vergeblich, die verrosteten Federn in den Gang zu bringen, wenn er in den Fall kömmt, seiner natürlichen Kräfte zu bedürfen.«* Kleines Beispiel: Weil Ihre Schulter so weh tut, schonen Sie sie. Das Ende vom Lied, Sie kriegen kein Glas Gurken ohne männliche Hilfe auf. Das ist ja wohl kein glänzender Auftritt, Ladies!

Wer rastet, der rostet

Okay, Sie haben es kapiert: Sport muss sein und stellt gewissermaßen die Mindestanforderung im guten Umgang mit sich selbst und seinem Körper dar. Nur ist die nächste Schwimmhalle so weit entfernt. Wenn Volleyballtraining stattfindet, müssen Sie noch arbeiten, und für den Fechtclub reicht das Budget nicht ... Seien Sie ehrlich, das sind alles nur faule Ausreden – und wenn Ihr Körper Sie mit bittenden Kulleraugen ansehen könnte, Sie würden bestimmt die passende Sportart finden.

Oberstes Auswahlkriterium sind Ihre Vorlieben. Immerhin wollen Sie nett zu sich sein und sich nicht quälen. Druck macht das Leben schon von alleine, sorgen Sie darum lieber für Spaß. Lassen Sie sich auch nicht von aktuellen Trends beeindrucken. Nur weil alle Welt auf einmal mit Stöcken unterwegs ist, müssen Sie das nicht auch. Was sagt Ihnen mehr zu: Training ganz allein, unabhängig von Zeiten und anderen oder doch lieber in der Gruppe mit sozialem Anschluss? Zieht es Sie nach drinnen, wo Sie auf Regen oder Sturm pfeifen und noch spätabends sporteln können, oder eher nach draußen an die frische Luft, zu Vogelgezwitscher und Waldgeruch? Wollen Sie lieber Kraft, Beweglichkeit oder Ausdauer trainieren? Oder am besten von jedem ein bisschen? Egal, wie Sie die Fragen für sich beantworten, es gibt für jeden die richtige Sportart. Ausreden sind zwecklos.

Sie haben die Wahl! Drinnen und alleine können Sie Gymnastik machen, Pilates oder Yoga, auf dem Trampolin hüpfen oder sich auf dem Hometrainer abstrampeln. Tun Sie sich aber den Gefallen, zumindest einmal einen Kurs zu belegen, bevor Sie sich in die Einsamkeit zurückziehen. So vermeiden Sie, dass sich Fehler einschleichen, die Ihr Körper übel nehmen könnte.

Wenn Sie es gesellig mögen und gern unabhängig vom Wetter trainieren, eignen sich viele Ballsportarten, Aerobic und andere Fitness-Kurse, Tanzen, Wassergymnastik und Kampfsportarten. Absolvieren Sie einfach ein paar Schnupperstunden, um festzustellen, was Ihnen am besten zusagt und guttut. Aber Achtung: In der Gruppe bleibt der Sport gern mal auf der Strecke. Tappen Sie bloß nicht in die Quasselfalle!

Draußen können Sie joggen, walken, Rad fahren, flott spazieren gehen, skaten, Golf spielen, reiten, Tennis spielen, rudern, klettern, segeln und, und, und ... Sie müssen sich nur entscheiden. Am besten gleich.

Laufen Sie los!

Joggen und Nordic Walking gehören zu den beliebtesten Ausdauersportarten. Sobald es Frühling wird, füllen sich die Parks und Wälder wieder mit keuchenden Menschen in knalligen Outfits, die mehr oder weniger locker eine Runde drehen. Kein Wunder: Laufen kann im Grunde jeder, mit einfachen Mitteln und ohne vorgeschriebene Termine. Angetrieben sind Jogger und Co. von so unterschiedlichen Motiven wie Abnehmen, Stressabbau oder gar die Lust auf einen Marathon.

Quasseltanten

Laufen oder walken Sie in der Gruppe und können sich dabei noch locker unterhalten, ohne aus der Puste zu kommen? Dann ist das Tempo für Sie richtig. Wer nur noch japst und nach Luft ringt, ist eindeutig zu schnell unterwegs. Aber: Ein gemeinsamer Lauf ist kein Kaffeekränzchen. Sich und die anderen aufzuhalten, indem Sie permanent reden, ist kein guter Stil.

Sie meinen, ein Dauerlauf sei auf keinen Fall etwas für Sie? Vielleicht haben Sie es wie so viele bisher einfach nur falsch angefangen. Springen Sie über Ihren Schatten und geben Sie sich und Ihrem Körper eine zweite Laufchance. Dazu sollten Sie sich vorab über Ihre Beweggründe klar werden und Ihr Training entsprechend gestalten, sodass kein Zwang aufkommt und Sie optimal davon profitieren.

- Sie haben grundsätzlich viel Stress, wollen entspannen und locker werden? Setzen Sie sich nicht mit straffem Trainingsplan zusätzlich unter Druck, sondern lassen Sie es mit zwei Lauf- oder Walkeinheiten pro Woche gut sein.
- Machen Sie den Konditionstest! Kann sein, dass Sie zunächst mit einem Intervalltraining gut beraten sind. Das heißt beim Joggen beispielsweise drei Minuten laufen, dann zwei Minuten gehen, wieder drei Minuten laufen und so weiter. Genau so funktioniert's natürlich beim Walking: Wechseln Sie anfangs zwischen langsam und flott gehen. Und: Nicht die Steigerung vergessen, sonst langweilen sich Ihre Muskeln und Sie auch.
- Sie möchten einmal im Leben einen Marathon durchhalten? Melden Sie sich nicht gleich zum nächsten an, sondern integrieren Sie langfristig einen Plan in Ihren Alltag, mit dem Sie das Ziel erreichen. Den sollten Sie dann aber bitte so ernst nehmen wie berufliche oder familiäre Verpflichtungen. Denn der Verabredung mit Ihrem Körper gebührt derselbe Stellenwert.
- Größte Gefahr beim eigentlich so einfachen Sport: Übertreibung. Viele rennen oder walken mit viel zu hoher Herzfrequenz durch die Natur. Ungünstig dabei ist, dass die Muskeln dann mehr Sauerstoff brauchen, als Sie einatmen können. Die Folge ist nicht nur fieser Muskelkater, sondern auch Leistungsabfall. Eine Pulsuhr hilft hier. Daran lässt sich auch ablesen, wie lange die Aktivität Herz und Kreislauf stärkt und ab wann sie zur Belastung wird.

Gut ausgestattet!

Das Schöne am Laufen oder Walken ist, dass Sie nur eine minimale Ausstattung benötigen. Das Auto hat frei, Sie starten direkt an der Haustür. Und zum Ausprobieren legen Sie einfach in bequemer Kleidung und alten Turnschuhen los. Sie können ja immer noch aufrüsten, wenn Sie merken, dass es Ihnen Spaß macht, guttut und Sie dabeibleiben wollen. Dann brauchen Sie:

Schuhe: Vor dem »großen Onkel« sollte etwa ein Fingerbreit Platz nach vorn

Immer gut für ein Schnäppchen

Gerade bei Sportschuhen gibt es im Fachgeschäft oft günstige Angebote aus der letzten Saison, die den aktuellen Modellen in ihrer Funktion in nichts nachstehen. Die Preisersparnis lohnt sich unbedingt.

sein, damit die Zehen genug Bewegungsfreiheit haben. Schließlich rutschen die Füße beim Abrollen nach vorne. Fester Sitz ja, Druck nein! Gute Laufschuhe haben ihren Preis. Lassen Sie sich trotzdem nicht verleiten, billige Schuhe im Discounter zu kaufen. Ihrer Freundin würden Sie doch auch nicht das Billigste vom Billigen schenken, oder? Schlecht sitzendes Schuhwerk vermiest Ihnen schnell den ganzen Sport. Lieber im Fachgeschäft auf dem Band Probe laufen. Sieht cool aus und schützt vor Gelenkproblemen oder Knochenhautreizungen. Drücken Schuhe schon im Geschäft, laufen sie sich auch nachträglich selten ein, Finger weg und den nächsten probieren.

Kleidung: Schick soll das Outfit sein, damit Sie gerne reinschlüpfen. Darüber hinaus soll es den miefigen Schweiß vom Körper ableiten und vor Wind und Regen schützen – tja, die Ausrede können Sie vergessen! Sportklamotten aus Funktionsstoffen erfüllen all diese Eigenschaften, sind atmungsaktiv und echte Leichtgewichte. Wenn Sie dann noch das Zwiebelprinzip nutzen, sind Sie bestens vor Erkältung und Hitzschlag geschützt. Frauen greifen bitte zum Sport-BH, damit nix wackelt und die Brust ausreichend gestützt wird.

Zubehör: Wenn Sie sich für Nordic Walking entscheiden, um mehr Muskeln zu trainieren und gleichzeitig die Knie zu entlasten, brauchen Sie Stöcke. Lassen Sie sich bloß keine Trekking-Teile andrehen. Lieber einen Kurs machen und mit dem erworbenen Wissen ab zur Beratung ins Fachgeschäft.

Ach ja, wenn Sie mit Stöcken unterwegs sind, passen Sie bitte auf, dass die anderen nicht vor den Füßen baumeln und zur Stolperfalle werden. Auch immer nett: Wenn Walker sich die Nase putzen und gleichzeitig mit dem Stock einem Passanten in der Nase bohren.

Also nicht immer nur auf den kräftigen Armeinsatz und das korrekte Abrollen konzentrieren, sondern auch noch ein Auge auf die Umwelt haben, bitte sehr!

Die richtige Technik

Das Material ist gut, der Wille ist da, und trotzdem läuft es nicht so richtig rund? Dann liegt es vielleicht an der falschen Technik. Beim Joggen und Walken spielt der richtige Bewegungsablauf eine wichtige Rolle, damit es nicht zu Fehlbelastungen kommt. Beginnen Sie langsam und überfordern Sie den Körper nicht, so können sich Bänder und Sehnen an die sportliche Belastung gewöhnen. Der gute alte Freiherr hat recht, wenn er sagt: *»Willst du aber im Umgange mit dir Trost, Glück und Ruhe finden, so musst du ebenso vorsichtig, redlich, fein und gerecht mit dir selber umgehn wie mit andern.«* In diesem Sinne: Redlich und fein loslaufen!

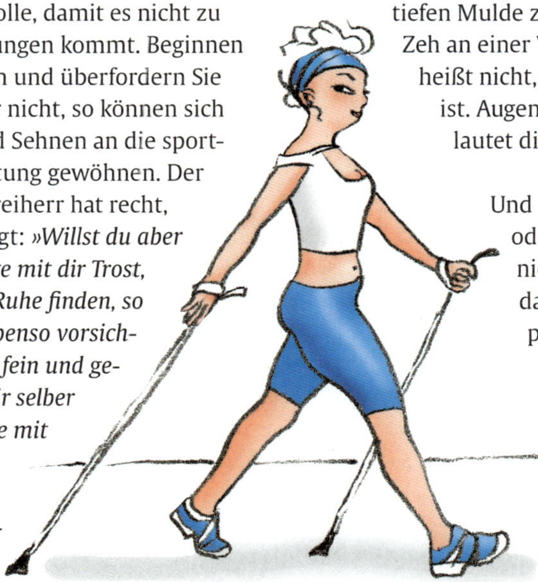

Heben Sie die Füße. Schlurfen und stampfen strapaziert die Gelenke und Muskeln und ist zudem unnötig kraftraubend. Außerdem machen Sie mit einer aufrechten Haltung und lockeren Schultern eine gute Figur. Der Blick gehört auf den Boden, um nicht in einer tiefen Mulde zu landen oder sich den Zeh an einer Wurzel zu stoßen. Das heißt nicht, dass der Kopf gesenkt ist. Augen auf und geradeaus, lautet die Devise.

Und nach dem Walken oder Laufen? Das Dehnen nicht vergessen, denn das ist aktive Muskelpflege – und Sie wollen sich doch pflegen. Wichtig sind hierbei die Muskelgruppen, die Sie auch beim Sport beansprucht haben. Dehnen Sie die Waden, die Oberschen-

Flott voran – so ist's richtig!

Idealerweise laufen Sie mit fließenden Bewegungen und leicht nach vorne gebeugt. Die Arme schwingen locker angewinkelt seitlich am Körper mit. Wenn sich Ober- und Unterarme im rechten Winkel zueinander befinden und die Hände leicht geöffnet sind, machen Sie es richtig.

Schreibtischtäter?

Langes und passives Sitzen lässt die Muskulatur im Rücken verkümmern. Haltungsschäden und Rückenschmerzen sind die Folge. Walken Sie dagegen an. Die Aktivität mit den Stöcken kräftigt die Rückenmuskulatur, durchblutet und lockert sie. Verspannungen und Kopfschmerzen haben dann keine Chance mehr. Sie fühlen sich besser und werden zum entspannteren Zeitgenossen. Klar, dass Sie mit starkem Rücken auch starke Auftritte hinlegen.

kelmuskeln und die Schultern. Übrigens: Dehnen ist nach jeder Sportart wichtig. Immer schön die Muskeln, die zum Einsatz gekommen sind, lang machen.

Ein Tipp zum Schluss: Natürlich kann eigentlich jeder laufen oder walken. Trotzdem lohnt es sich, zu Beginn an einem Kurs teilzunehmen. Das ist ein toller Schub für die Motivation und die beste Voraussetzung für eine Technik, die Sie in vollem Umfang von der Sportart profitieren lässt. Geben Sie sich nicht mit halben Sachen zufrieden. Für Sie und Ihren Körper sollte es schon der volle Nutzen sein!

Körperhaltung

Bauch rein, Brust raus, Kopf hoch! Eine gute Körperhaltung ist das A und O für Ihren Auftritt. Der erste Eindruck zählt und lässt sich nicht revidieren. Erster Eindruck geglückt, Sie können sich hängen lassen? Von wegen! Körperspannkraft sind Sie sich immer schuldig. Neben sportlicher Betätigung, die automatisch Ihren Rücken stärkt, sollten Sie ganz bewusst Haltung bewahren. Vermeintlich lässiges Abhängen kann zu Verspannungen führen, und die Bänder und Muskeln verkürzen sich. Damit beginnt ein Teufelskreis, denn mit ver-

Merkhilfe

Wenn Ihr Körpergefühl nicht sehr ausgeprägt ist und Sie nicht wissen, ob Sie aufrecht stehen, hilft ein Trick: Stellen Sie sich ab und zu mit dem ganzen Rücken an eine Wand. Versuchen Sie, sich dieses Gefühl zu merken und auf Ihre Haltung zu übertragen.

kürzten Bändern wird eine aufrechte Haltung zunehmend unmöglich. Korrigieren Sie sich darum zwischendurch immer mal wieder – und Sie werden bald positive Effekte feststellen.

Es ist ganz einfach: Beim Gehen halten Sie den Kopf gerade wie eine Marionette an einem Faden und blicken geradeaus. Die Arme lassen Sie seitlich des Körpers locker entgegengesetzt mitschwingen. Wenn Sie stehen, können Sie abwechselnd die Pobacken zusammenkneifen und wieder entspannen. Damit richten Sie Ihren Rücken auf und strecken den Bauch.

Rückentraining für Dauerhocker

» Rückenprobleme sind die Volkskrankheit schlechthin. Der menschliche Körper ist eben nicht für dauerhaftes Sitzen konstruiert. Viele Menschen sitzen täglich bis zu vierzehn Stunden im Büro, im Zug und auf dem Sofa. Das ist eindeutig zu viel. Und wie ist das bei Ihnen: Wie lange haben Sie heute schon gesessen? Könnte Ihr Knochengerüst jammern, müssten Sie sich vermutlich dauernd die Ohren zuhalten. Kann es aber nicht – stattdessen meldet es sich mit Verspannungen, Kopfschmerzen und Durchblutungsstörungen. Wer täglich viel Zeit am Schreibtisch verbringt, wird krank, wenn er nicht auf eine gute Körperhaltung achtet. Was aber ist richtig und wichtig dafür?

Ergonomisch arbeiten

Schlagen Sie beim Sitzen gerne die Beine übereinander? Sieht schick aus, führt aber leicht zu Taubheitsgefühlen in den Beinen. Das Blut kann nicht richtig fließen und Sehnen, Bänder und Nerven werden gequetscht. Besser: Die Füße gerade auf den Boden stellen, die Wirbelsäule strecken. Diese Haltung ist zunächst zwar etwas ungewohnt und anstrengend. Nach einiger Zeit bauen Sie aber Muskeln im Rücken auf, dann wird es leichter. Und gut aussehen tut es obendrein.

Probieren Sie es einfach mal aus. Lassen Sie sich hängen wie der sprichwörtliche nasse Sack, die Füße vielleicht hinter den Stuhlbeinen verknotet oder zumindest gekreuzt. Anschließend stellen Sie die Füße parallel mit etwas Abstand auf den Boden und richten sich Wirbel für Wirbel auf. Merken Sie den Unterschied? Sie fühlen sich gleich wacher, präsenter, einfach besser? Sie wirken auch so. Na also, geht doch! Und zwar immer.

Telefonieren: Klemmen Sie beim Telefonieren häufig das Telefon zwischen Schulter und Ohr? Verspannte Nackenmuskeln lassen dann nicht lange auf sich warten. Benutzen Sie lieber eine Freisprechanlage oder noch besser das Headset. Speziell letzteres sorgt nicht nur bei Ihnen für Wohlbefinden, sondern auch bei Ihren Kollegen in puncto Geräuschpegel. Aber das ist noch nicht alles: Sie haben die Hände frei, können entspannt den Kopf kreisen lassen und dabei total unverkrampft plaudern.

Der optimale Stuhl: Ein ergonomischer Bürostuhl ist Gold wert. Nutzen Sie die Möglichkeiten, die er Ihnen bietet. Der flotte Leder-Chefsessel hat mit Ergonomie übrigens nichts zu tun. Werfen Sie lieber ein Auge auf ein Teil mit verstellbarer Rückenlehne, die Ihre Lendenwirbel optimal stützt. Wenn Ihr Becken beim Sitzen leicht nach vorne kippt, ist die Sitzfläche perfekt. Klar ist hingegen: Wer mit den Beinen baumeln oder mit den Knien die Ohren berühren kann, sollte unbedingt schnellstens die Höhe der Sitzfläche korrigieren.

Position wechseln: Immer die gleiche Haltung ist langweilig. Und ungesund. Stehen Sie zwischendurch ruhig mal auf, gehen ein paar Schritte oder machen ein paar Kniebeugen. Das pumpt eine zusätzliche Portion Luft in die Lungen. Wenn Sie einen Endlosredner in der

---

Gut im Blick

Die rückenfreundliche Bildschirmoberkante befindet sich in Augenhöhe, etwa 60 bis 90 Zentimeter von Ihrem Gesicht entfernt. Achten Sie darauf, dass Sie den Kopf beim Schreiben oder Lesen nicht drehen müssen. Sonst gibt es böse Verspannungen, weil die Halswirbelsäule schief ist.

Leitung haben, wechseln Sie mehrfach zwischen Stehen und Sitzen. Muskeln, Gelenke und Kreislauf werden Sie dafür lieben. Und: Mit der richtigen Sitzposition fällt es Ihnen garantiert auch leichter zu lächeln. Also, wenn das jetzt nicht ausreichend Gründe sind: Sie tun Ihrem Rücken etwas Gutes, kriegen bessere Laune und machen gleichzeitig noch einen perfekten Eindruck.

Mit der richtigen Armhaltung vermeiden Sie Sehnenscheidenentzündungen. Halten Sie die Handgelenke gerade und tippen Sie locker. Die meisten Tastaturen sind heute so empfindlich, dass Sie sich kraftvolles Hämmern sparen können. Benutzen Sie gegebenenfalls spezielle Tastaturen oder eine Handballenauflage.

Werden Sie aktiv!

Auch wenn Sie einen Bürojob haben oder bedingt durch ein Hobby viel sitzen, ist das keine Entschuldigung für Bewegungsmangel. Mit ein paar kleinen Tricks können Sie Rückenproblemen vorbeugen und Haltungsschäden vermeiden. Wer in der Stunde dreimal vom Sitzen zum Stehen wechselt, entlastet die Muskeln, beugt Verspannungen vor und regt den Kreislauf an – Sie müssen dazu keine Regale hochklettern. Manchmal wirkt auch eine Neuordnung der Arbeitsmittel schon Wunder. Warum stellen Sie nicht mal die Unterlagen, die Sie häufiger benutzen, ganz oben in den Schrank? Wenn Sie sich strecken, um danach zu greifen, trainieren Sie Bänder und Sehnen, statt in Bürohaltung zu verkümmern.

Clever organisiert: Alles, was nicht ständig auf dem Schreibtisch benötigt wird, fliegt herunter. Platzieren Sie die Sachen so, dass Sie aufstehen müssen, um sie zu holen. Das verschafft Ihnen Bewegung. Verknüpfen Sie den Gang zum Aktenordner geschickt mit einer Streck- und Dehnübung. Drucker und Kopierer bringen Sie am besten in einem separaten Raum unter. Das ist nicht nur besser für die Raumluft in Ihrem Arbeitszimmer, sondern macht Ihnen wieder Beine.

Zauberwort: Bewegung

Erledigen Sie so viel wie möglich zu Fuß. Gehen Sie mit einer Frage zu Ihrem Kollegen, statt ihm eine E-Mail zu schicken. Benutzen Sie dabei die Treppe und nicht den Aufzug, drehen Sie in Ihrer Mittagspause eine Runde um den Block. Vielleicht bietet es sich an, öfter mal eine

Strecke mit dem Rad zurückzulegen als mit dem Auto? Oder steigen Sie einfach eine Busstation früher aus und gehen das letzte Stück zu Fuß. Das bringt wirklich was.

Alles nicht neu, sagen Sie? Stimmt! Aber warum tun Sie es dann nicht? Mit jedem Schritt, den Sie zusätzlich machen, tun Sie dem für Sie wichtigsten Menschen – sich selbst – Gutes. Statt mit anderen die schlechte Luft im Bus zu teilen, füllen Sie draußen Ihre Lungen mit Frischluft und haben überdies Zeit, ein wenig Ihren Gedanken nachzuhängen.

Zudem regt die Extraportion Sauerstoff, die die Bewegung bringt, das Oberstübchen an. So kommen Sie vielleicht noch ganz nebenbei auf Lösungen, die Ihnen starr sitzend nur nach langem Grübeln oder womöglich gar nicht eingefallen wären. Die optischen Eindrücke draußen regen die grauen Zellen zusätzlich an. Spricht doch eigentlich alles dafür, den inneren Faulpelz zu überstimmen, oder?

Den Rücken schulen

Sie wollen mehr tun, als sich nur beim Griff nach dem Aktenordner zu dehnen oder beschwingt die Treppen hinaufzulaufen? Super, Ihr Kreislauf, Ihre Muskeln und Sehnen werden jubeln! Inzwischen gibt es eine Reihe von absolut bürotauglichen Körperübungen, die Sie auch im Businessoutfit ausführen können, ohne peinlich aufzufallen.

Wenn Sie dennoch Bedenken haben, halten Sie es mit Knigge: *»Handle, weniger andern zu gefallen, als um deine eigne Achtung nicht zu verscherzen, gut und anständig!«* Noch besser: Motivieren Sie gleich Ihre Kollegen, anständig mitzumachen. Das hebt die Laune und tut allen gut.

Katzenbuckel: Setzen Sie sich vorne auf die Kante Ihres Stuhls. Lassen Sie den Oberkörper zwischen Ihren Beinen nach unten sinken und machen Sie den Rücken dabei schön rund. Die Arme bleiben locker an der Seite hängen. Position für

---

Drehen Sie durch

Nach dem Durchhängen bitte das Durchdrehen nicht vergessen. Das geht so: Daumen in die Achseln legen, Ellenbogen zeigen nach außen, Schultern nicht hoch ziehen. Mit den Ellenbogen möglichst große Kreise vorwärts und rückwärts beschreiben. Das sorgt für Power im Nacken- und Schulterbereich.

---

ungefähr 15 Sekunden halten, tief atmen und dann Wirbel für Wirbel langsam wieder aufrollen. Mehrmals wiederholen. Die Übung entspannt die gesamte Rückenmuskulatur.

Robin Hood: Nehmen Sie zwei volle Wasserflaschen und halten Sie die Arme in Schulterhöhe vor den Körper. Strecken Sie jetzt den linken Arm weit nach vorne, während Sie den rechten Arm nach hinten ziehen. So, als wollten Sie mit einem Bogen schießen. Halten Sie die Spannung 15 Sekunden und wechseln Sie dann die Seite. Machen Sie von der Übung zehn Durchgänge. Es zieht ordentlich, und die Muskeln brummen? Okay, dann fangen Sie mit weniger Wiederholungen an. So oder so fördert die Übung die Durchblutung, löst Verspannungen und kräftigt den Rücken.

Tauziehen alleine: Umfassen Sie eine zusammengerollte Zeitung an den Enden. Heben Sie die Arme bis auf Schulterhöhe, die Hände zeigen zur Zimmerdecke, die Ellenbogen sind angewinkelt. Ziehen Sie die Zeitung dann für 15 Sekunden auseinander, mit so viel Kraft wie möglich. Entspannen Sie kurz und wiederholen Sie das Ganze zehnmal. Die Übung ist gut für den Nacken und den oberen Rücken und stärkt die Durchblutung.

Rundum fit durch Gymnastik

Gymnastikmethoden gibt es viele: Bandscheibengymnastik, Wirbelsäulengymnastik, spezielle Rückenschulen, mit dem Thera-Band oder ohne, im Sitzen, Liegen und Stehen, mit Elementen aus Yoga, Feldenkrais und Jacobson und selbstverständlich für jedes Alter. Für alle gilt: Gymnastik steigert unser Wohlgefühl und unsere Gesundheit. Denn sie hält uns geschmeidig, ist gut für Bänder und Gelenke, verbessert die Haltung, kräftigt die Muskulatur und optimiert die Atmung. Aber natürlich nur, wenn Sie auch gemacht wird. Hübsche Bilder vom neusten Trainingsprogramm in der Frauenzeitschrift anzugucken, bringt leider nix.

Gymnastik lässt sich fast überall ausüben, im Verein, im Fitnessstudio oder alleine zu Hause, Sie brauchen dafür nicht mehr als bequeme Kleidung und eine Matte oder weiche Unterlage. Sportkurse, zu denen heute viele Krankenkassen Zuschüsse bieten, sind besonders zum Einstieg empfehlenswert. So beugen Sie vor, Übungen falsch zu machen. Daher lieber mal von einem Profi auf Bauch, Beine und Po gucken und korrigieren lassen – sonst bringt Ihre Turnerei womöglich nichts. Das wäre doch schade!

Sanftes Pilates

Pilates wird inzwischen in fast jedem Sportverein angeboten und liegt voll im Trend. Entwickelt wurde diese Form der Bewegung von Joseph Hubert Pilates. Der war übrigens von Kindesbeinen an mit einer miserablen Konstitution geschlagen, hat sich davon aber nicht beeindrucken lassen, sondern sich liebevoll um seinen Körper gekümmert. Dafür wurde er mit erstaunlichem Erfolg belohnt. Der gute Mann brachte es nämlich zum Profiboxer und Zirkusartisten! Ab jetzt haben Sie ein Idol, denn auch Knigge hätte diesen Joseph Pilates verehrt.

Ziel des von ihm entwickelten Trainings ist die Stärkung und Dehnung der gesamten Skelettmuskulatur sowie die Verbesserung der Kondition und Koordination. Richtig ausgeübt nehmen Sie sich ganz anders wahr und Haltung an. Besuchen Sie auf jeden Fall einen Kurs und machen Sie sich darauf gefasst, dass der Trainer an Ihrer Haltung mäkelt – obwohl Sie glauben, völlig gerade zu sitzen.

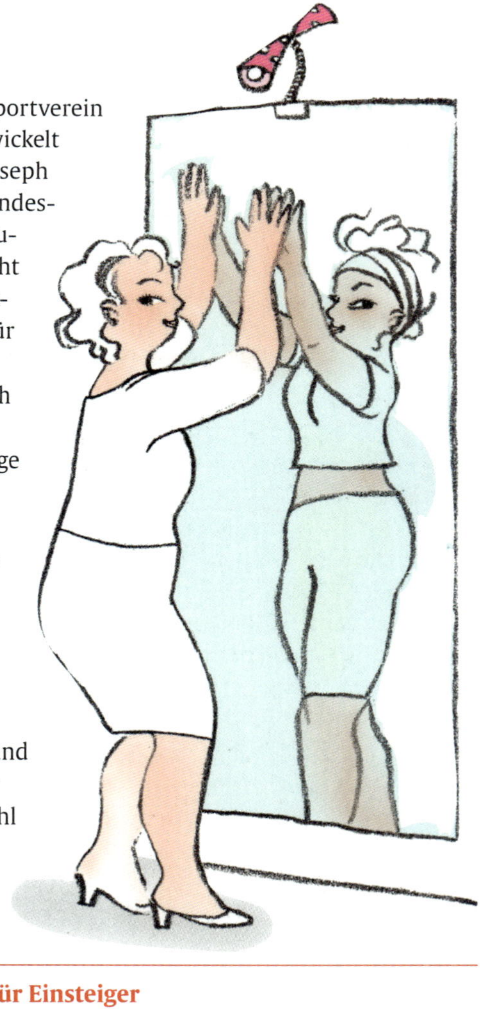

Auch für Einsteiger

Pilates erfordert keine Grundkenntnisse oder besonderen körperlichen Voraussetzungen. Auch Untrainierte können die Übungen problemlos ausführen. Das sanfte ganzheitliche Training bringt den Körper in Schwung und formt die Figur.

Geistige Power

Bei Pilates geht es darum, die Muskeln mit dem Geist zu kontrollieren. Etwas gewöhnungsbedürftig, zugegeben, lohnt sich aber. Achten Sie nur darauf, dass Ihr Trainer in einem anerkannten Pilates-Verband organisiert ist. Sonst wird die einzige Übung, die Sie am Ende des Kurses beherrschen, die dreifach getrudelte Wirbelsäule sein.

Aber was Sie vielleicht für eine gerade Haltung halten, ist es noch lange nicht. Und beim Üben zu Hause kann ein Spiegel oft wahre Wunder wirken und dazu beitragen, dass Sie wirklich von jeder Übung profitieren. Denn schief tut früher oder später leider weh.

Kontrollierte Bewegungen, Konzentration und bewusste Atmung sind entscheidende Elemente der Methode. Fließende, harmonische Bewegungen und Entspannung runden das Training ab. Von den rund 500 Übungen werden die meisten ohne Geräte ausgeführt. Lediglich eine Matte ist nötig. Zu den Geräten, die bei Pilates eingesetzt werden, zählen Ball, Ring, Band und Rolle. Haben Sie Lust bekommen? Probieren Sie es aus.

Übung Powerhouse: Im Schneidersitz gespreizte Hände auf die Rippenbögen legen. Tief einatmen, dabei den Brustkorb weiten. Beim Ausatmen den Bauchnabel einziehen, Po- und Bauchmuskeln anspannen. Den Bauch möglichst die ganze Zeit flach halten.

Übung Rollover: Legen Sie sich in Rückenlage auf die Matte. Mit dem Einatmen nehmen Sie die Beine hoch, bis sich Unter- und Oberschenkel im rechten Winkel befinden. Rollen Sie das Becken langsam in Brustrichtung und heben Sie erst den Po und dann die Rückenwirbel. Schultern und Kopf bleiben auf der Matte, die Arme liegen seitlich vom Körper ausgestreckt. Mit dem Ausatmen rollen Sie sachte in die Ausgangsposition zurück. Wiederholen Sie die Übung sechs- bis achtmal.

Übung Spine Stretch: Sie sitzen aufrecht auf der Matte, die Beine sind lang ausgestreckt. Machen Sie die Wirbelsäule lang und atmen Sie mit dem Heben der Arme ein. Strecken Sie die Arme, so weit es geht, über den Kopf nach oben. Wenn Sie ausatmen, machen Sie den Rücken rund, indem Sie Wirbel für Wirbel abrollen. Dabei ziehen Sie die Fußspitzen zum Körper. Bauch anspannen, Schultern entspannen, ebenfalls sechs bis acht Wiederholungen.

Selbstmotivation

Motivation leitet sich von dem lateinischen Verb *movere* ab, das »bewegen« bedeutet. Motivation meint demnach nichts anderes, als in Bewegung, »in die Gänge«, zu kommen. Nichts leichter als das! An einem der ersten strahlenden Frühlingstage durch die Natur zu radeln, wer liebt das nicht? Doch leider hat das Jahr nicht nur solche herrlichen Tage, sondern eben auch die anderen, die nicht mit sprießenden Knospen oder Sonnenschein locken. Was dann? Haben Sie dann immer noch Lust zu radeln?

Schon Knigge wusste: *»Es ist mit Grundsätzen wie mit jeden andern Stoffen, woraus etwas gemacht wird – nämlich, dass der beste Beweis für ihre Güte der ist, wenn sie lange halten …«* Recht hat er. Denken Sie nur einmal an all die guten Vorsätze, die zum Jahreswechsel gefasst werden. Meistens wird nicht viel daraus, halten sie nicht allzu lange. Spätestens in der zweiten, dritten Januarwoche schleicht sich wieder die Routine ein, alles ist beim Alten. Wie oft haben Sie sich schon gesagt, dass es doch gar nicht so schwer ist, regelmäßig etwas für die Gesundheit zu tun? Ab morgen esse ich mehr Gemüse, weniger Pommes und gehe zweimal die Woche zum Sport! Gratulation, wenn Sie nach drei Monaten immer noch dabei sind. Die meisten schaffen es nicht so lange.

Doch was macht es so schwer, konsequent zu sein und durchzuhalten, obwohl Sie wissen, dass gesunde Ernährung gut für den Körper ist und Bewegung wichtig für die Gesundheit? Wahrscheinlich sind diese Aussagen zu schwammig. Ihnen fehlt die konkrete Vorstellung von dem, was Sie erreichen wollen.

Das Motivationsloch

Ab und zu fällt jeder mal in das gefürchtete Motivationsloch. Kein Problem! Lassen Sie sich ruhig mal einen Tag so richtig hängen, schwänzen den Sport und hauen sich einen doppelten Eisbecher rein. Aber dann bitte wieder an all die Vorteile des gesunden Lebens denken!

Klare Ziele stecken

» Motivation fällt leichter, wenn Sie genau wissen, wofür und wozu Sie sich eigentlich motivieren wollen. Sie wollen fitter werden, so viel ist klar. Aber ein konkretes Ziel ist das noch lange nicht. Wie messen Sie Ihren Fitnessgrad? Wie steigern Sie ihn? »Ich will einmal pro Woche in den Bauch-Beine-Po-Kurs gehen« ist ebenso ein klares Ziel wie »Ich will fünf Kilometer laufen, ohne zu schnaufen.«

Wichtig ist, dass Sie selbst von dem überzeugt sind, was Sie sich vornehmen. Nur dann haben Sie auch Erfolg damit. Sport, den Sie nur halbherzig betreiben, hat kaum eine Chance auf eine Langzeitbeziehung mit Ihnen. Auch aus Liebe zu Ihrem Körper werden Sie nicht konsequent trainieren, wenn gar keine Lust, kein Spaß mit von der Partie ist. Deshalb:

- Stecken Sie sich ein Ziel, das für Sie erstrebenswert ist und das Sie auch überzeugt.
- Formulieren Sie Ihr Ziel so konkret wie möglich. Setzen Sie sich Termine. »Ich will in sechs Monaten am 5-Kilometer-Volkslauf teilnehmen« ist handfest. Erzählen Sie am besten guten Freunden davon. Das setzt sanft unter Druck. Oder hängen Sie sich ein Plakat mit dem Ziel über Ihr Bett als persönliche Anfeuerung.

Ihr Ziel ist klar? Wunderbar. Es ist genau das, was Sie wollen? Prima. Dann steht der Umsetzung wohl nichts mehr im Wege. Oder etwa doch? Wie heißt der Kerl doch gleich noch mal, der einem so oft die schönsten Pläne vereitelt? Richtig …

Der innere Schweinehund

» Er ist der natürliche Feind des Sports, lauert schon hinter der nächsten Ecke und versucht Ihnen einzureden, dass es heute doch gar nicht passt. Außerdem ist das Sofa viel gemütlicher. Lernen Sie den Zeitgenossen kennen, der Sie ständig beeinflusst – damit Sie wissen, wie Sie ihm ein Schnippchen schlagen können. Übrigens: Er ist der Einzige, dem gegenüber Sie nicht unbedingt immer gutes Benehmen zeigen müssen.

Der innere Schweinehund ist der beste Kumpel der Bequemlichkeit, er liebt die

Routine, den Komfort und ist ein bisschen faul. Alles schön und gut, aber eben nicht für jeden Tag. Gehen Sie mit ihm nicht zu streng ins Gericht, er will Sie nicht pausenlos ärgern und Ihnen alles vermiesen. Er achtet auch darauf, dass Sie sich schonen, ausruhen und nicht überanstrengen. Es macht keinen Sinn, gegen ihn ankämpfen zu wollen – versuchen Sie lieber, sich mit ihm anzufreunden. Nehmen Sie ihn an der Leine mit nach draußen und zeigen Sie ihm, wie viel Spaß Bewegung machen kann. Leisten Sie Überzeugungsarbeit.

Alte Gewohnheiten ablegen

Alte Gewohnheiten sind die beste Waffe des Schweinehundes. Sie durch neue zu ersetzen, kostet Kraft, Ausdauer und mindestens eine Portion Energie. Sie werden aber merken, es lohnt sich. Verzweifeln Sie nicht, wenn Sie zwischendurch in die gewohnte Bequemlichkeit zurückfallen, probieren Sie es einfach aufs Neue. Ein Trampelpfad entsteht auch nicht von heute auf morgen, sondern nur durch ständiges Benutzen des Weges. Führen Sie sich vor Augen, dass Ihre alten Gewohnheiten auch nicht von heute auf morgen entstanden sind. Bleiben Sie also am Ball, Sie werden sehen, von Mal zu Mal fällt es Ihnen leichter.

»Vor allen Dingen wache über Dich, dass Du nie die innere Zuversicht zu Dir selber ... verlierest!«, meinte Freiherr von Knigge und hatte absolut recht. Man geht heute davon aus, dass zwischen 30 und 300 Wiederholungen in kurzen Abständen nötig sind, um aus neuen Verhaltensmustern Gewohnheiten zu machen.

Diskutieren Sie nicht mit Ihrem Schweinehund! Bringen Sie ihm die neuen Verhaltensweisen liebevoll bei. Die Frage, ob Sie heute zum Sport gehen oder nicht, sollte für Sie tabu sein. Betrachten Sie Ihre sportliche Aktivität als etwas Notwendiges, was es als selbstverständlich zu erledigen gilt. Sie haben ja auch nicht darüber diskutiert, ob Sie in die Schule gehen oder lieber nicht. Seien Sie sicher, der Lernprozess für ein kniggegerechtes Leben ist mindestens ebenso wichtig.

Ausredeteufel

Sie finden trotzdem immer noch eine Möglichkeit, sich vor sportlicher Betätigung zu drücken? Kann vorkommen, denn obwohl wir es besser wissen, verfolgen uns ab und zu diese Stimmen, die unser Vorhaben in Frage stellen oder auf einen späteren Zeitpunkt verschieben wollen. Der Ausredeteufel ist der Verbündete des inneren Schweinehunds und äußerst kreativ, wenn es darum geht, unsere Pläne zu unterlaufen. Auch er will uns im Grunde nichts Böses. Würdigen Sie die Botschaft, die er Ihnen geben will, und schließen Sie auch ruhig mal Kompromisse. Die bekanntesten Ausredeteufel sind:

Heute nicht. Ich bin zu müde. Müdigkeit verfliegt oft bei körperlicher Betätigung. Sie tanken Energie, regen den Stoffwechsel an und können hinterher umso besser schlafen. Wenn es wirklich schon sehr spät ist, tut es auch der Spaziergang um den Block. Die grauen Zellen werden mit ausreichend Sauerstoff versorgt, die Gedanken kommen zur Ruhe.

Nicht bei dem Wetter. Schlechtes Wetter gibt es nicht – von Unwetter mal abgesehen. Oder haben Sie etwa schon erlebt, dass ein Bundesliga-Spiel wegen schlechten Wetters abgesagt wurde? Das passiert nur bei nahezu naturkatastrophalen Bedingungen. Handhaben Sie es genauso. Es gibt heute für jede Wetterlage passende Kleidung, die auch nicht mehr teuer sein muss. Ziehen Sie sich entsprechend an und genießen Sie den Aufenthalt in der Natur. Es kann wunderschön sein, durch den Nebel zu laufen, und die Haut fühlt sich hinterher einfach toll an.

Allein macht es keinen Spaß. Melden Sie sich im Verein an oder suchen Sie sich Gleichgesinnte, mit denen Sie Sport treiben. Dann muss jeder Ausrede zwangsläufig eine Absage folgen. Und das fällt schwer, Sie müssen sich dann nicht nur sich selbst gegenüber für Ihre Trägheit rechtfertigen, sondern auch noch den anderen gegenüber. Falls Sie gerade keine Mitstreiter finden, hilft vielleicht auch Ihre Lieblingsmusik oder ein interessantes Hörbuch. Beides lässt sich zum Laufen oder Radeln problemlos mitnehmen. Sie werden staunen, wie schnell die Zeit verfliegt. Achtung: Bitte nicht zu laut stellen, damit Sie Gefahren des Straßenverkehrs trotzdem noch frühzeitig wahrnehmen.

Mit den Kollegen zum Sport?

Natürlich kann es schön sein, mit Kollegen auch die Freizeit zu teilen. Doch reden Sie über nichts – auch wenn die Atmosphäre locker ist, die Kleidung leger und die Gespräche eher privater Natur sind –, was nicht auch in den offiziellen Rahmen passt. Kumpelhaftes Verhalten und unangemessene Vertraulichkeiten könnten Sie die Karriere kosten.

Keine Zeit. Ein kurzer Abendspaziergang ist immer drin. Wenn Sie dazu keine Lust haben, probieren Sie doch mal eine kleine Gymnastikeinheit. Wenn Sie wissen, dass es wirklich spät wird, stehen Sie morgens eine halbe Stunde früher auf. Die beste Strategie gegen das häufig genutzte Zeit-Argument ist, sich Sport als festen Termin einzutragen. Ihren Arzttermin sagen Sie ja auch nicht ab, nur weil es gerade hektisch zugeht. Und gerade dann tun Ihnen Bewegung und Abschalten besonders gut!

Ein voller Bauch trainiert nicht gern. Kommt darauf an! Wenn Sie viel und schwer gegessen haben, bieten sich die meisten Sportaktivitäten direkt im Anschluss wirklich nicht an. Andererseits heißt es: »Nach dem Essen sollst du ruhn oder tausend Schritte tun!« Ein Spaziergang geht immer. War die Mahlzeit nur leicht, können Sie durchaus auch walken oder Rad fahren. Ansonsten warten Sie eben einfach ein bis zwei Stunden und gehen dann zum Sport.

Im Fernsehen läuft ein guter Film. Macht nichts! Die meisten Filme werden sowieso regelmäßig wiederholt. Wenn Sie so lange nicht warten wollen, zeichnen Sie den Film auf. Wie wäre es, ihn dann als Belohnung nach dem Sport anzuschauen? Sie werden ihn nun viel mehr genießen, weil Ihr Gewissen zusätzlich Ihre Seele streichelt.

Knigge-Tipp: Denken Sie bei jeder dieser Ausreden daran, wie Sie reagieren würden, wenn jemand anders damit ankäme. Würden Sie sie durchgehen lassen? Nein, ganz sicher nicht – Sie würden mit Knigge kontern: *»Wer aber vor jedem kleinen Kampfe, vor jeder Art von minder angenehmer Anstrengung zurückbebt, der hat nicht nur wenig wahren Genuss, sondern ist auch ohne Rettung verloren.«*

Visualisieren Sie!

» Sie haben immer noch Schwierigkeiten bei der Umsetzung? Dann hilft unter Umständen ein Blick in die Zukunft. Stellen Sie sich vor, wie Ihr Leben in fünf Jahren aussieht, wenn Sie Ihrer Bequemlichkeit nachgeben, keinen Sport treiben und womöglich auch noch zu kalorienreich und zu schwer essen. Werfen Sie einen Blick auf sich, wie Sie träge und schwabbelig auf dem Sofa hängen.

Sie haben vielleicht eine Kleidergröße zugelegt und der Wunsch, in das alte Lieblingsoutfit zu passen, ist in weite Ferne gerückt. Sie schnaufen wie ein Walross, winken ab, wenn der attraktive neue Kollege mit Ihnen eine Radtour machen will, und Ihr Hausarzt bekommt so einen ernsten Gesichtsausdruck, wenn er von Ihrem Blutzucker und Ihren Cholesterinwerten spricht. Alles nur Panikmache? Von wegen! Die Wahrscheinlichkeit, dass sich zu wenig Bewegung und falsche Ernährung negativ auf Ihren Gesundheitszustand und Ihr Allgemeinbefinden auswirken, ist ziemlich hoch.

Und wenn Sie sich doch aufraffen und Ihr Programm durchhalten? Wie sähe Ihr Leben dann in fünf Jahren aus? Logisch: Sie sind gut durchtrainiert, haben Ihr Wunschgewicht, verfügen über eine jugendliche und gesunde Ausstrahlung. Man hält Sie oft für jünger, als Sie sind, und den attraktiven neuen Kollegen hängen Sie bei der Radtour kalt lächelnd ab. Außerdem sind Sie seltener erkältet als früher und wenn Sie mal zum Arzt gehen, ist dieser eher verschnupft, weil an Ihnen einfach nichts zu verdienen ist. Bewegung und gesunde Ernährung haben Sie inzwischen gut in den Alltag integriert und möchten darauf nicht mehr verzichten.

Wenn Sie sich Variante 2 immer wieder in allen verlockenden Details ausmalen, stehen die Chancen nicht schlecht, dass sie auch Realität wird. Ganz automatisch schaffen Sie nämlich die Voraussetzungen dafür. Das ist der Clou am positiven Denken, es programmiert Sie gewissermaßen auf Erfolg. Darum: unbedingt rein mit der Positiv-Vision in Ihren Kopf, und schon klappt's auch mit dem attraktiven Kollegen.

Übrigens: Übertreibung macht anschaulich. Sehen Sie sich ruhig als jugendlich-knackige Fitness-Queen, auch wenn Sie eher mollig und etwas älter sind. Ihrem Unterbewusstsein hilft's.

Visualisieren – so geht's

Machen Sie sich so konkret wie möglich ein Bild von Ihrer Zielvorstellung. Welche Figur möchten Sie in Zukunft haben, welche Ausstrahlung? Fotos leisten hierbei gute Dienste. Das kann ein Foto aus jüngeren Jahren sein oder auch das Bild einer fremden Person, die Ihre Vorstellung verkörpert. Hängen Sie es dort auf, wo Sie es täglich sehen.

Muskelpflege

Die Muskeln gehören zu Ihren wichtigsten Mitarbeitern. Sie entlasten die Gelenke und beugen Beschwerden des Bewegungsapparates vor. Dazu wollen Sie aber ermuntert und zur Belohnung auch gepflegt werden.

Aufwärmen ist Pflicht!

» Die Muskeln vor dem Sport aufzuwärmen ist wichtig. Sie können sich dabei mental auf das Training, die Muskeln sich auf die Belastung einstellen. So beugen Sie Verletzungen vor. Wärmen Sie sich langsam auf und bereiten Sie die Muskeln schonend auf die folgende Beanspruchung vor. Sie mögen es doch bestimmt auch nicht, wenn Sie gerade die Firma betreten haben, noch im Mantel sind, und schon mehrere Kollegen auf Sie losstürmen und Ihnen Leistung abverlangen. 15 bis 20 Minuten reichen normalerweise, um den Körper auf Betriebstemperatur zu bringen.

Die positiven Auswirkungen der langsamen Einstimmung sind: Die Sauerstoffausnutzung und die Durchblutung steigen, es wird mehr Sauerstoff aufgenommen und transportiert. Die Dehnfähigkeit der Muskeln erhöht sich, der Stoffwechsel beschleunigt sich. Passives Aufwärmen mit Gels oder Massagen ist als Ergänzung möglich, es ersetzt aber nicht die aktive Variante.

Viel hilft viel?

Wie lange Sie sich aufwärmen sollten, hängt von der nachfolgenden Belastung ab. Weitere Faktoren sind das Alter des Sportlers und der Fitnessgrad. Wer jünger ist, benötigt weniger Zeit als ein älterer Mensch, und wer fitter ist, muss sich nicht so lange aufwärmen wie eine untrainierte Person.

Muskelkater

» Muskelkater entsteht, wenn Muskeln überanstrengt werden und tritt ein bis zwei Tage nach der sportlichen Aktivität auf. Ursache dafür sind ungewohnte und übermäßig anstrengende Tätigkeiten. Wer also nach zwei Jahren Sportabstinenz plötzlich loslegt, als gäbe es kein Morgen und sich dabei übernimmt, muss damit rechnen, dass es die Tage darauf zwickt und zwackt. Ein Muskelkater kann bis zu sieben Tage anhalten.

Wie entsteht er? Muskelkater entsteht nicht wie ursprünglich gedacht durch Übersäuerung des Muskelgewebes, sondern durch feine Risse in den Muskelfasern, in denen sich Wasser ansammelt. Die Faser schwillt an und der daraus resultierende Dehnungsschmerz ist der gefürchtete Kater. Autsch!

Sehen Sie Ihre Muskeln wirklich als Mitarbeiter? Würden Sie Ihren Kollegen auch kleine Verletzungen zumuten, damit sie möglichst viel arbeiten? Kaum. Vermeiden Sie die Risse und damit verbundenen Schmerzen also auch. Lassen Sie es langsam angehen, steigern Sie sich in Ihrem Tempo – und lassen Sie sich nicht durch andere in Ihrem Trainingspensum beirren. Sie wissen schließlich am besten, was gut für Sie ist. Knigge sagt: *»Sei aber nicht gar zu sehr ein Sklave der Meinungen andrer von Dir. Sei selbständig! Was kümmert Dich am Ende das Urteil der ganzen Welt, wenn Du tust, was Du sollst?«*

Was hilft dagegen? Natürlich kommt es vor, dass Sie sich selbst zu viel zugemutet haben – unabhängig von der Meinung anderer. Verwöhnen Sie dann Ihre Muskeln mit warmen Bädern. Als Badezusätze haben sich Rosmarin und Fichtennadel bewährt. Wohltuend sind auch Saunagänge, durchblutungsfördernde Cremes und leichte Massagen der betroffenen Körperpartien.

Gute Tipps, mit denen Sie aufgefordert werden, gleich mit der sportlichen Belastung fortzufahren, können Sie getrost als Quatsch von gestern abtun. Unter Umständen führt die Befolgung dieses Rats

Was beugt gegen den ungeliebten Kater vor?
Einer US-amerikanischen Studie zufolge soll Kirschsaft, vor und nach dem Sport getrunken, gegen Muskelkater vorbeugen. Ein Versuch kann nicht schaden!

sogar zu Muskelfaserrissen. Schalten Sie einen Gang zurück und erholen Sie sich erst einmal. Mussten Ihre Mitarbeiter einmal ordentlich ranklotzen, würden Sie denen bestimmt eher eine Pause gönnen, als ihnen vorzuschlagen, sich weiter zu überlasten, weil es sich dann gar nicht mehr so schlimm anfühlt.

Sauna und Massagen

» Sie müssen sich nicht erst einen Muskelkater zuziehen, um sich mit Sauna oder Massagen ein bisschen zu verwöhnen. Belohnen Sie sich ruhig öfter mal dafür, dass Sie so fleißig beim Sport sind und Durchhaltevermögen beweisen.

Ab in die Sauna!

Sauna ist nicht nur gut für die Muskeln, sondern auch für die Seele. Die Wärme entspannt nicht nur, sie führt zur Ausschüttung von Glückshormonen. Die schlechte Laune hat somit keine Chance mehr. Zudem regt Saunieren Kreislauf und Stoffwechsel an, fördert das allgemeine Wohlbefinden. Regelmäßige Besuche mindern das Erkältungsrisiko und stärken das Immunsystem. Durch die Hitze werden Schadstoffe ausgeschieden, die Haut sieht jünger und straffer aus. Wenn Sie also mal so richtig schlapp und lustlos sind und Ihre Sporteinheit schwänzen wollen, dann kuscheln Sie sich nicht auf Ihr Sofa, sondern gehen stattdessen einfach in die Sauna. Dabei spielt es keine Rolle, ob Sie Trockensauna oder Dampfbad bevorzugen. Die Wirkung ist ähnlich, nur das Schwitzen ist anders. Dampfbäder eignen sich besonders bei chronischen Atemwegsbeschwerden und bei hartnäckiger Verschleimung. Wer Kreislaufprobleme hat, ist damit wegen der geringeren Hitze ebenfalls besser beraten.

Wie schon gesagt: Sauna ist Balsam für die Seele. Aber nur, wenn alle vorher duschen. Die kalte Dusche zwischen den Gängen gehört sowieso zum Pflichtprogramm, weil sie erst den Kreislauf so richtig ankurbelt und die Gefäße trainiert. Aber auch das Duschen vorher mit Seife ist ein Muss, weil Schweißgeruch genauso wenig zur Sauna gehört wie Hardrock in die Wellness-Abteilung. Und das hat noch einen Vorteil: Nach dem Saunabad sind Sie herrlich müde und können besser einschlafen.

Sauna-Knigge

Begrüßen Sie die Anwesenden. Nehmen Sie ein großes Handtuch mit hinein, damit kein Schweiß auf das Holz gelangt. Unterhalten Sie sich, wenn überhaupt, nur leise. Die Menschen sind zum Entspannen hier – und nicht, um Ihre Büroquerelen kennenzulernen. Rücken Sie anderen nicht zu dicht auf die Pelle. Wenn Sie anschließend etwas trinken wollen, betreten Sie den Bistrobereich nur im Bademantel.

Gut geknetet ist halb genossen

Massagen entspannen und fördern die Durchblutung, sie sind äußerst wohltuend für Körper und Seele. Das Angebot an Massagearten ist riesig. Wellness boomt und so bietet heute fast jedes bessere Hotel auch Massageanwendungen an. Wie wäre es denn mal mit einer hawaiianischen oder Thai-Massage? Ob mit Hot Stone oder Klangschalen, warmen Ölen oder rauen Handschuhen, Massagen regen den Lymphfluss an, lösen Verspannungen und tun einfach unheimlich gut. Gönnen Sie sich diesen Genuss ruhig ab und an.

Es empfiehlt sich allerdings, sich vorher über das zu informieren, was hinter fremdartigen Namen steckt. Je exotischer, desto größer die Gefahr, viel Geld für viel Wirbel, aber nicht die »erhoffte Wohltat« zu bezahlen. Die Erfahrung zeigt, dass die meisten zur klassischen Sportmassage zurückkommen, wo effektiv zugepackt wird. Labberiges Rumgestreiche ist irgendwie out.

Trockenbürstenmassage: Schon Kneipp empfahl diese Anwendung. Sie bringt den Kreislauf auf Trab und sorgt für prickelndes Wohlbefinden. Wenn Sie sich dabei gezielt um Ihre Muskeln kümmern, werden diese besser durchblutet, also auch effektiver von Schlacken befreit und mit Nährstoffen versorgt.

So geht's: Sie brauchen eine Körperbürste oder Luffahandschuhe, zur Not geht auch ein Frotteehandschuh. Massieren Sie langsam und gleichmäßig mit kräftigem Druck immer zum Herzen. Sie können dabei kreisen oder längs ausstreichen. Beginnen Sie immer rechts unten und wandern von den Zehen das Bein hinauf. Dann das linke Bein, Po, rechter und linker Arm, Brust, Nacken, Schultern. Der Rücken kommt zuletzt dran. Sie werden erstaunt sein, wie herrlich wach und erfrischt Sie sich hinterher fühlen. Und Ihre Muskeln danken es Ihnen.

Aus Tiegeln und Tuben

» Nach dem Sport ab unter die heiße Dusche oder in die Badewanne. Herrlich! Gönnen Sie sich beruhigende Badezusätze oder belebende Duschgels, vielleicht noch ein Peeling und schaffen Sie sich dafür eine angenehme Atmosphäre. Stellen Sie zum Beispiel eine Fruchtsaftschorle bereit, hören Sie entspannende Musik. Runden Sie das Ganze ab, indem Sie hinterher noch das Verwöhnprogramm für Ihre Muskeln starten. Haben Sie sich sehr gefordert, benutzen Sie spezielle Sportgels. Diese unterstützen die Durchblutung und wirken entspannend. Die Haut bekommt obendrein Feuchtigkeit zurück, die sie gerade beim Baden oder Duschen verloren hat. Vorsicht jedoch bei Allergien! Tragen Sie das Gel immer nur dünn auf und testen Sie an einer kleinen Stelle, ob Sie es vertragen. Eukalyptus, Latschenkiefer und Kampfer kühlen, Arnika ist die Muskelpflanze schlechthin.

KÖNNEN SIE KNIGGE? – LÖSUNGEN

Fitnessstudio: Wenn Sie gerade an einem Gerät beschäftigt sind, müssen Sie Ihre Aktivität nicht unterbrechen, um Ihren Vorgesetzten zu begrüßen. Ein leichtes Kopfnicken reicht. Wenn die Entfernung es zulässt, ist ein freundliches »Guten Tag, Herr/Frau ...« natürlich ebenfalls angebracht. Rufen Sie keinesfalls quer durch den Raum. Ignorieren ist ebenfalls tabu.

Ins Büro radeln: Verschwitzt im Büro zu erscheinen und dann den ganzen Tag die Kollegen mit dem »sportlichen« Aussehen und Geruch zu belästigen, geht überhaupt nicht. Fahren Sie entweder langsam oder nehmen Sie Wäsche zum Wechseln mit.

Turnschuhe: Sie gehören nicht zum sportlich-eleganten Outfit. Der Herr kann den Tagesanzug ohne Krawatte tragen, die Damen tragen Kostüm oder Hosenanzug. Statt Bluse ist ein T-Shirt okay.

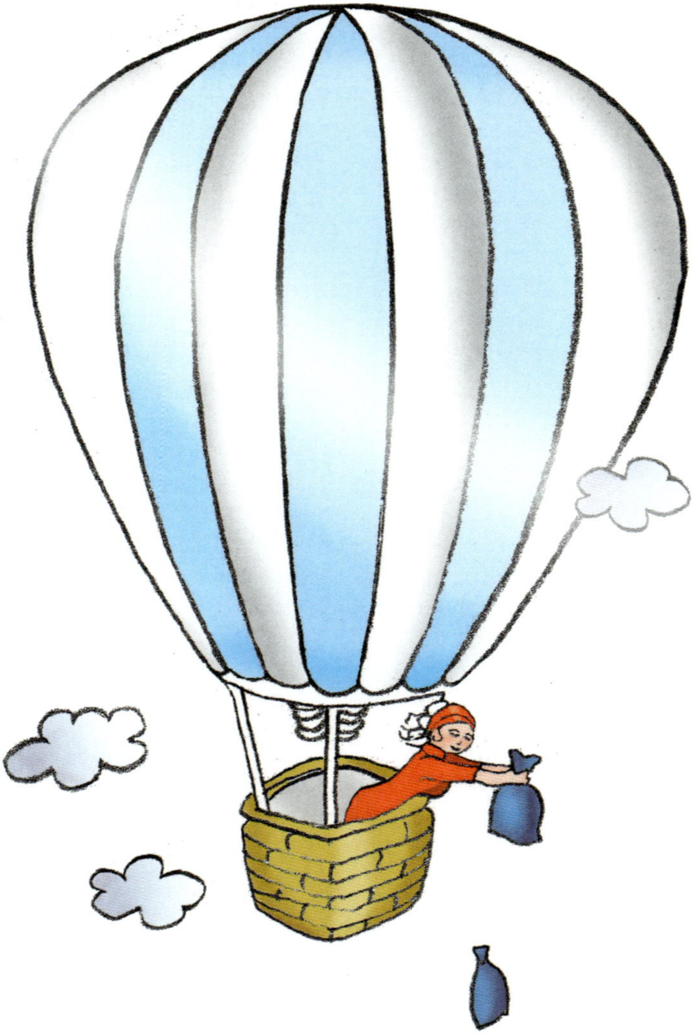

Was gutes Benehmen mit einer guten Figur zu tun hat

»Ehre dich selbst, wenn du willst, dass andre dich ehren sollen! Tue nichts im Verborgenen, dessen du dich schämen müsstest, wenn es ein Fremder sähe!«

Mit anderen Worten: In der Öffentlichkeit am Salatblatt nagen, sich aber im Schutz der Einsamkeit auf die Sahnetorte oder Currywurst stürzen, das ist ganz schlechtes Benehmen. Völlerei lässt nicht nur andere die Nase rümpfen, sondern bringt Ihren Körper gegen Sie auf!

KÖNNEN SIE KNIGGE?

Ein Kollege hat mir Pralinen geschenkt. Ich würde sie gerne gleich öffnen und in meiner Abteilung weiterverteilen.	Darf ich das?
Bei einer japanischen Tee-Zeremonie werden Kekse zum Tee gereicht.	Muss ich die Süßigkeit essen?
Fisch wird oft mit Haut serviert. Ist die Haut vom Fisch essbar oder lasse ich sie lieber am Tellerrand liegen?	Was ist richtig?

Nein sagen – höflich, aber bestimmt

Sie haben sich also vorgenommen, mehr auf Ihre Ernährung und Ihr Gewicht zu achten oder wollen gar abnehmen? Prima. Das Stück Kuchen zum Kaffee, der Eisbecher an einem herrlichen Sommertag, die Praline zum Nachtisch sind ab sofort für Sie tabu. Doch schon schleichen Sie sich an, die verlockenden, unwiderstehlichen Versuchungen. Sei es in Form einer Einladung oder der abendlichen Fernsehwerbung, als dringend benötigter Trost nach einem schrecklichen Tag, als verdiente Belohnung für eine gute Leistung oder, oder, oder. Mal ehrlich, wie oft haben Sie sich schon strenge Ziele gesteckt – und wie oft sind Sie bei der Umsetzung bislang gescheitert? Nun: Ihre Ziele sind klar, das haben Sie inzwischen drauf. Mit dem inneren Schweinehund kommen Sie auch einigermaßen zurecht, nur sind Sie immer wieder Attacken von außen auf Ihre Figur ausgesetzt. Ab sofort gilt: Seien Sie gut zu sich und wehren Sie diese geschickt ab!

Süße Verführer

» Meistens ist doch das, was wir uns versagen, auf der Stelle attraktiver als alles andere. Schon in dem Augenblick, in dem der Vorsatz der Süßigkeitenabstinenz gefasst ist, stellt sich die Lust auf Schokolade und Konsorten ein. Dann kreisen die Gedanken nur noch darum, wie gut ein Stück Süßes jetzt schmecken, wie glücklich es Sie machen würde. Aber nein, Sie wollten ja verzichten. Sehr heroisch! Und wenn Sie dem Verlangen schließlich nachgeben und sich eine Nascherei gönnen, ist der Katzenjammer groß. »Ich schaff das nie«, »Ich bin eben nicht konsequent« – so oder ähnlich lauten dann die Vorwürfe, die Sie sich machen. Stopp!

Sicher ist es löblich, wenn Sie das, was Sie sich vornehmen, auch einhalten. Nur manchmal ist es halt auch verdammt schwer, nein zu sagen. Seien Sie bloß nicht strenger zu sich, als Herr Knigge es wäre. Und der weiß: »*Allein es geht nicht so schnell mit Ablegung von Lastern, die uns schon zu einer Art von Habitüde geworden sind; also darf uns ein kleiner Rückfall nicht befremden.*«

Wenn es mit der Abstinenz also mal nicht klappt, gehen Sie bitte nicht zu hart mit sich selbst ins Gericht. Schimpfen, Zetern und Verzagen ändern nichts an der Situation und machen Sie nur unausstehlich. Üble Laune gibt's gratis, weil nämlich Ihr schlechtes Gewissen Ihnen die Petersilie verhagelt. Denken Sie um! Der lieben Nachbarin, die augenscheinlich zu viele Pfunde auf den Rippen hat, machen Sie ja auch keine Vorwürfe und beschimpfen sie als rückgratloses Weichei. Eher würden Sie ihr Ihre Bewunderung bekunden, wenn sie fröhlich »Nein danke!« gesagt hätte. Machen Sie es in Ihrem Fall genauso. Seien Sie bei Ausrutschern nachsichtig und loben Sie sich für jedes Nein.

Hüftfreundlich naschen

Damit Sie weder auf das Naschen verzichten, noch sich hinterher ärgern müssen, greifen Sie mal zu Mandeln. Die versorgen Sie mit wichtigen Nährstoffen, stoppen den Heißhunger und sättigen richtig gut. Zudem: Nicht ihr gesamter Fettgehalt wird verdaut und landet auf den Hüften. Darum sind Mandeln die Renner im Reich der Nüsse.

Der Versuchung widerstehen

Überlegen Sie, warum Sie »schwach« geworden sind, und machen Sie sich einen Plan, wie Sie das nächste Mal in solch einer Situation verfahren wollen. Vielleicht waren Sie einfach zu streng mit sich? Verbieten Sie sich nicht alles, was Ihnen schmeckt. Dadurch wird jede Diät zu einer Qual und zu einem Kampf. Oder kippen Sie vielleicht immer wieder bei gleichen Gelegenheiten um, weil Sie Stress haben oder Langeweile? Gehen Sie den Hintergründen für Ihre kulinarischen Ausschweifungen auf den Grund.

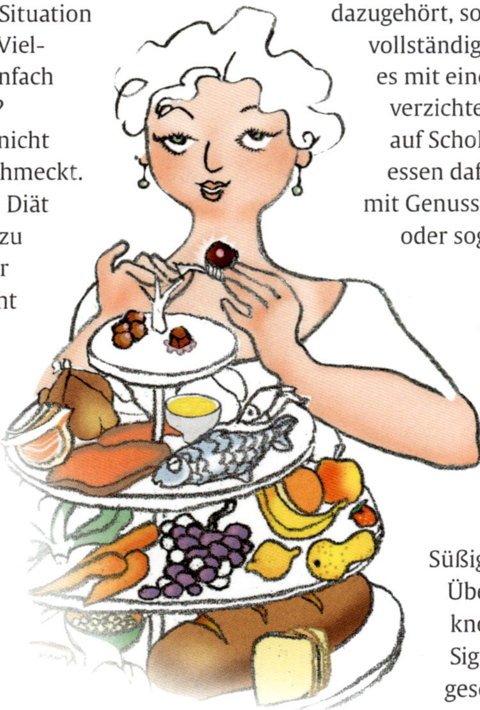

Nur wer seinen Feind kennt, kann ihn besiegen. Essen an sich ist gewiss nicht Ihr Feind. Im Gegenteil! Es versorgt Sie mit Lebensenergie und soll auch Spaß machen – und wenn Süßes für Sie dazugehört, sollten Sie dem nicht vollständig entsagen. Wie wäre es mit einem Kompromiss? Sie verzichten die Woche über auf Schokolade, Eis & Co., essen dafür aber am Sonntag mit Genuss ein Stück Kuchen oder sogar zwei.

Glücksboten

Doch wie entsteht diese verführerische, unwiderstehliche Lust auf Süßigkeiten überhaupt? Über die Geschmacksknospen wird ein Signal an das Gehirn geschickt, Endorphine

Masse und Klasse!

Okay, Pralinen sind köstlich! Aber Papaya, Ananas, Mango und Guave sind es auch. Exotische Früchte enthalten jede Menge Vitamine, die Ihnen den nächsten Schnupfen ersparen, Enzyme, die die Fettverbrennung ankurbeln, und Ballaststoffe, die den Heißhunger ausbremsen. Hauen Sie ungehemmt rein. Hier dürfen Sie es!

und Dopamin auszuschütten. Das sind Glückshormone, die beim ersten Bissen in der höchsten Konzentration auftreten. Mit jedem weiteren Bissen sinkt die ausgeschüttete Dopaminmenge erheblich. Das bedeutet, dass nicht die Menge der konsumierten Naschereien entscheidend ist. Ein kleines Stück allein reicht schon aus, um glücklich zu sein. Na, wenn das keine guten Nachrichten sind?!

Kurbeln Sie die Ausschüttung der Glücklichmacher also ruhig an. Eventuell begünstigt es sogar den Erfolg einer Diät, wenn Sie ab und an mal naschen – und das ganz ohne schlechtes Gewissen. Denn wer gute Laune hat, hält leichter durch. Wichtig ist, dass Sie das Maß nicht aus den Augen verlieren. Im Grunde ist es wie mit dem Alkohol. Ab einer bestimmten noch vertretbaren Menge tritt der kleine nette Schwips auf. Wer weiter trinkt, um den Genuss zu steigern, wird enttäuscht, denn ihm wird hundeelend. Also: Nicht die Menge macht's, sondern die Fähigkeit, bewusst zu genießen!

In Gesellschaft ablehnen

» Sie haben sich etwas vorgenommen und wollen es auch durchhalten. Bislang klappt alles hervorragend, doch wie sieht es aus, wenn Sie sich in Gesellschaft behaupten müssen? Da steht das opulente Osteressen bei den Schwiegereltern an, die Nachbarin hat Sie schon wiederholt eingeladen und im Büro gibt die Kollegin Sekt und Kuchen zu ihrem Geburtstag aus.

Sie wollen nicht unhöflich erscheinen, müssten die angebotenen Speisen aber vorwiegend ablehnen, um nicht neue Pölsterchen auf die Hüfte zu stapeln. Mit einem schroffen »Nein« kicken Sie sich auf jeden Fall ins Abseits. Man wird Sie für wenig gesellig und für schwierig halten. Oder denken Sie das nur? Keine Angst, wer nicht futtert, bis der Arzt kommt, ist nicht gleich ein Außenseiter. Auch wenn er sich vielleicht manchmal so fühlt.

Wie so oft macht der Ton die Musik. Bleiben Sie also ruhig sich und Knigge treu! Der sagt: *»Hast Du Dir also einmal aus guten Gründen vorgenommen, … keinen Wein zu trinken, ... so müsse kein Sterblicher Dich bewegen können, davon*

Standhaft bleiben

Machen Sie sich klar, welche Konsequenzen es hat, wenn Sie sich von Ihrer Entscheidung abbringen lassen. Vielleicht ist eines der mühsam abgestrampelten Kilos gleich wieder drauf. In diesem Fall macht Wiedersehen keine Freude, sondern erneute Mühe. Halten Sie sich vor Augen, was Sie für Ihren Erfolg getan haben und rufen Sie sich Ihr Ziel nochmals deutlich vor Augen. Und dann tapfer an Ihrer Entscheidung festhalten!

abzugehen, so lange die Gründe Deiner ersten Entschließung nicht wegfallen!«

Übrigens: Die meisten Menschen kennen das Dilemma zwischen Dazugehören und Standhaftsein und wissen, wie schwer es ist, sich gegen die Überredungskünste anderer durchzusetzen. Sie müssten also eigentlich Verständnis haben. Trotzdem führen sie andere schamlos in Versuchung. Sie gestehen der Kollegin, dass Sie abspecken wollen, und ernten nur erstaunte Zurufe wie: »Also, du bist doch wirklich nicht dick! Das hast du doch absolut nicht nötig. Ein kleiner Keks schadet dir bestimmt nicht.«

Was vielleicht sogar gut und freundlich gedacht war, hinterlässt nur allzu schnell ein schales Gefühl. Sie haben »Nein« gesagt und wollen, dass man Sie ernst nimmt. Ihre Chancen stehen besser, wenn Sie Ihre Ablehnung überzeugend vorbringen.

So haben Sie Erfolg!

Bleiben Sie auf jeden Fall höflich. Etwas anderes hätte Knigge keinesfalls durchgehen lassen. Wenn Sie die Kollegin, die Ihnen vielleicht nur ein Kompliment machen wollte, schroff abkanzeln, sammeln Sie garantiert keine Punkte. Und zum familiären Osteressen einfach nicht zu erscheinen oder sich im Büro bei kleinen Feiern immer zu verdrücken, ist nur dann eine Lösung, wenn Sie ohnehin nie wieder eingeladen werden und auf einsamer Wolf machen wollen.

Ansonsten gilt: Stellen Sie sich der Situation und wenn Ihnen etwas angeboten wird, was Sie derzeit nicht essen wollen oder können, lehnen Sie es freundlich und bestimmt ab. »Vielen Dank, das sieht sehr lecker aus. Aber ich mache gerade Diät.« Reden Sie bloß nicht um den heißen Brei herum, das lädt geradezu ein, die Überredungskünste spielen zu lassen.

Bleiben Sie ehrlich und begründen Sie Ihre Ablehnung, ohne sich zu rechtfertigen. Es reicht aus, wenn Sie einen Grund anführen, zu viele Gründe auf einmal wirken eher, als wollten Sie sich herausreden. Und: Während Sie die anderen überzeugen, festigen Sie auch noch Ihre eigene Überzeugung – Sie machen sich klar, warum das, was Sie tun, richtig und gut für Sie und Ihr Wohlbefinden ist.

Machen Sie es Ihren Mitmenschen leicht

Die Kollegin schwärmt von ihrem neuen Kuchenrezept, doch Sie probieren nicht mal einen Krümel? Fragen Sie nach dem Rezept und sagen Sie ihr, dass Sie den Kuchen nach Ihrer Diät gerne probieren wollen. Sie können auch eine Gegeneinladung aussprechen, wenn Sie hier und da etwas abgelehnt haben, und dann Speisen anbieten, die Sie gerade essen dürfen.

Informieren Sie bei Einladungen am besten schon im Vorfeld, wenn Sie gerade Ihre Ernährung umgestellt haben. Ihre Gastgeber können sich dann darauf einstellen, das peinliche Ablehnen entfällt, und Sie können den Abend genießen, ohne Fett- und Zuckerattacken befürchten zu müssen.

Am besten ist natürlich, sich das Osteressen oder den Kuchen einfach zu gönnen. So machen Sie es Ihren Mitmenschen ganz besonders leicht – und das Ganze kann auch funktionieren, wenn Sie für Ausgleich sorgen. Sehen Sie nicht den einzelnen Tag, an dem Ihr Kalorienkonto dadurch in die Höhe schnellt, sondern ziehen Sie einmal wöchentlich Bilanz. Wenn Sie an den anderen Tagen noch weniger Fett oder Süßes zu sich nehmen oder den Verbrauch durch Bewegung erhöhen, dürfen Sie aus vollem Herzen ohne schlechtes Gewissen ja sagen. Prima für Ihre Gesundheit und Ihre sozialen Kontakte!

Kleine Tricks helfen

Fragen Sie, wenn Sie eingeladen werden, ob es möglich ist, auf Ihre Diät Rücksicht zu nehmen. Oft ist das nicht einmal mit Aufwand verbunden. Wird der Salat zum Beispiel nicht von vorneherein mit Dressing angemacht, nehmen Sie einfach wenig davon. Selbstverständlich können Sie auch Fleisch und Gemüse ohne die Sahnesoße essen, oder beim Dessert verzichten Sie auf das Eis und nehmen nur Früchte.

Geschäftsessen

Wer beruflich engagiert ist, kommt um Geschäftsessen meistens nicht herum. Und je öfter Sie an solchen Terminen teilnehmen, desto größer ist auch die Gefahr, zuzulegen. Prominente Beispiele dafür können Sie jeden Tag im Fernsehen bewundern. Oder ist Ihnen noch nie aufgefallen, wie sich zahlreiche Politiker vom Anfang bis zum Ende ihrer Amtszeit verändern? Zu viele Essenseinladungen und zu wenig Bewegung sind die Gründe dafür.

Bestätigen Sie diese bloß nicht in ihrem Handeln, indem Sie sie nachahmen. Schon Knigge warnte weise im Umgang mit den Großen der Erde: *»Nähre nicht ihren Stolz, ihre Üppigkeit, ihre Eitelkeit, ihren Hang zu nichtigen und wollüstigen Freuden!«*

Dem ist hinzuzufügen: Machen Sie bitte nicht deren Fehler, wenn Sie viel zum Essen ausgeführt werden, denn es geht auch anders. Und es ist gar nicht so schwer, vernünftige Ernährungsregeln und Geschäftstermine unter einen Hut zu bringen.

Kalorien sparen: Wenn die Speisen bereits auf Tellern serviert werden und die Portionen sehr groß sind, begehen Sie heute keinen Fauxpas mehr, wenn Sie nicht alles aufessen. Bedenken Sie: Ein Sättigungsgefühl stellt sich erst nach etwa 15 Minuten ein. Wer eilig den Teller leer isst, um mit den Geschäftspartnern gleichzeitig fertig zu sein, nimmt womöglich mehr zu sich, als er braucht und verträgt. In der Ruhe liegt also nicht nur die Kraft, sondern auch der Schlüssel zu einer guten Figur. Egal, ob es Menü oder Buffet gibt, essen Sie mehr Gemüse als Fleisch. Kalorien sparen Sie auch, wenn Sie Wasser statt Wein oder Bier trinken. Das ist heutzutage gesellschaftsfähig – und gesund sowieso.

Das Fleisch sieht so lecker aus, die Nachspeise lässt das Wasser im Munde fließen und der Wein würde exzellent passen? Helfen Sie sich mit einem Trick: Die Köstlichkeiten sind nicht aus der Welt. Sie können jeden Tag gut essen und trinken. Mit dem Gedanken fällt der Verzicht leichter.

Die Schlacht am Buffet

» Buffets bieten heute wunderbare Möglichkeiten, sich gesund zu ernähren. Ein gutes Buffet ist ernährungstechnisch ausgewogen, berücksichtigt verschiedene Geschmäcker und Vorlieben, sodass für jeden etwas dabei ist. Sie brauchen bei Ihrer Auswahl nur ein paar kleine Regeln zu befolgen, dann fühlen Sie sich nach der Mahlzeit gestärkt und nicht schachmatt gesetzt. Und: Ihre schlanke Linie bleibt nicht auf dem kulinarischen Schlachtfeld zurück.

Nicht zu viel: Der Rand eines Tellers sollte immer zu sehen sein. Übervolle Teller zeugen von Gier und erhöhen die Kleckergefahr. Gehen Sie lieber mehrmals und holen Sie jeweils kleine Portionen. Das schadet Ihrer Figur nicht und stempelt Sie in den Augen anderer nicht zum Vielfraß. Und viel wichtiger: Sie merken rechtzeitig, wenn Sie satt sind, und essen nicht mehr, als Ihr Magen verträgt.

Nicht alles: Klar, Buffets verlocken gerade wegen ihrer Vielfalt. Und wenn alles so appetitlich und verführerisch aussieht, ist die Versuchung natürlich groß, auch von allem zu kosten. Widerstehen Sie! Halten Sie sich Ihre bisherigen Ernährungserfolge vor Augen und beschränken Sie sich auf einige wenige Speisen. Genießen Sie die dafür umso mehr. Es passt ja auch längst nicht alles zusammen. Spätestens wenn die feinen Tomaten-Mozzarella-Bällchen in der fetten Bratensoße ertrinken, ist der Genuss dahin.

Nicht zu schnell: Essen Sie langsam und kauen Sie gründlich. Schnellere Esser konsumieren meistens auch mehr. Und zwar durchschnittlich 70 kcal pro Mahlzeit, wie eine amerikanische Studie herausfand. Lassen Sie sich und Ihrem Körper Zeit. Das dient der Entspannung und erhöht den Genuss. Obendrein haben Forscher entdeckt, dass viele Obst- und Gemüsesorten ihr volles Aroma erst entwickeln, wenn sie eine halbe Minute im Mund bleiben. Darum: Gut kauen und dann ... mmhhhh!

Nicht anpassen: Nur weil die anderen zum wiederholten Male einen Teller füllen, müssen Sie das noch lange nicht tun. Einzig Ihr eigenes Hunger-, besser Sättigungsgefühl sollte bestimmen, wie oft Sie zugreifen. Vermeiden Sie, die Speisen anzusehen, mit denen Ihre Tischgenossen auftauchen. Das macht das Aufhören leichter.

À la Carte

» Bestellt sich jeder sein Essen selbst, ist es für Sie ganz einfach. Nehmen Sie lieber eine klare Suppe mit wenig Einlage anstelle der Cremesuppe mit Sahnehäubchen. Sie reduzieren damit den Fettgehalt und belasten den Magen nicht gleich am Anfang schon zu sehr. Zum Hauptgang machen Fisch, Geflügel oder ein vegetarisches Gericht fitter als der Schweinebraten mit Knödeln. Zum Dessert greifen Sie auf Obst oder Kaffee zurück. Im Sommer können Sie auch einen knackigen, frischen Salat als Hauptgericht wählen. So sparen Sie nicht nur mächtig Kalorien; Obst und Salat liefern auch optimal Vitamine und Mineralstoffe.

Bestellen Sie auf jeden Fall nur das, was Sie ohne große Schwierigkeiten manierlich essen können. Spaghetti mit Tomatensoße vertragen sich nicht besonders gut mit weißen Blusen oder Oberhemden. Wenn Sie nicht sicher sind, ob Sie es schaffen, den Fisch formvollendet zu zerlegen, nehmen Sie lieber das Filet. In manchen Restaurants filetiert auf Wunsch auch die Küche den Fisch. Übrigens: Häufig erfolgen Einladungen zum Abendessen. Dann ist Fisch eine Topwahl. Abends will der Körper nämlich viel Eiweiß haben, um über Nacht so richtig Muskeln und überhaupt viele kleine Zellen aufbauen zu können.

Übrigens: Gutes Benehmen hat nicht nur mit dem guten Umgang mit Ihren Mitmenschen und mit sich selbst zu tun, sondern auch mit der Umwelt. Wussten Sie, dass Hummer sich mehrmals im Leben häuten? Und diese extrem gefährlichen Phasen überleben die Tiere schließlich nicht, um dann auf Ihrem Teller zu enden. Kennen Sie die Fischsorten, die vom Aussterben bedroht sind, und die Fleischgerichte, die nur durch Tierquälerei serviert werden können wie etwa Stopfleber? Kein echter Gourmet der Welt sollte so etwas bestellen!

Ganzer Fisch – und nun?

Wird das Meerestier gekocht oder gebraten im Ganzen serviert, schneiden Sie zuerst die Flossen ab. Die Haut ablösen und dann den Fisch vorsichtig von der Mittelgräte abheben, sodass im besten Fall zwei Filets entstehen. Flossen und Gräten gehören auf einen Extrateller. Manchmal ist der Fischteller aber auch extra groß, dann dürfen sie am Rand liegen bleiben.

Trainieren und kaschieren

Sie wissen nun, wie Sie sich figurfreundlich durch ein Buffet futtern oder wie Sie dankend ablehnen, ohne Freunde und Familie zu vergraulen. Befinden sich aber schon zu viele Kilos auf den Hüften, kann das erst der Anfang sein. Mit Recht fragen Sie jetzt: »Wie geht das wirklich mit dem Abnehmen? Welche Diät ist die beste?« Okay! Nehmen wir Diäten und Schönheitsideale also mal ein wenig unter die Lupe. Und damit es Ihnen die gute Laune nicht verhagelt, solange Sie mit weniger Essen und mehr Training auf Ihre Traumfigur hinarbeiten, gibt's Styling-Tipps gleich obendrauf. Damit können Sie die ungeliebten Pölsterchen kaschieren, bis sie schmelzen – denn natürlich geht das nicht von heute auf morgen.

Zeitungen und Zeitschriften sind voll von guten Ratschlägen und Tipps zu Diäten, Kuren, Schlankheitsmittelchen und vorteilhafter Garderobe. Sicher, einige Ratschläge sind bestimmt hilfreich – letztendlich zählt aber immer, was bei Ihrem Organismus besonders gut ankommt. Empfehlenswert ist es in jedem Fall, sich vor Beginn einer Diät ein paar Fragen zu beantworten: Was wollen Sie erreichen? In welcher Zeit soll ein Resultat zu sehen sein? Was ist Ihre Motivation und wie sieht Ihr Wunschgewicht aus?

Wollen Sie grundsätzlich Ihre Ernährung umstellen und dabei einfach nur Ihr derzeitiges Gewicht halten? Oder steht bereits in zwei Wochen der Strandurlaub

Durch dick und dünn

Wussten Sie, dass sich der Stoffwechsel des Menschen mehrmals im Leben ändert? Ab dem 35. Lebensjahr nehmen Sie automatisch zu und nach dem 65. Lebensjahr werden Sie wieder dünner. Das soll bitte nicht dazu führen, dass Sie sich jetzt gemütlich zurücklehnen und auf die Rente warten. Im Gegenteil: Ihr Körper hat verdient, dass Sie sich ab 35 sportlich mehr ins Zeug legen und später dann gezielt auf eine gute Nährstoffversorgung achten.

bevor, wo Sie im Bikini eine gute Figur machen wollen? Oder sind gesundheitliche Aspekte ausschlaggebend für Ihre Entscheidung: Wollen Sie abnehmen, um Ihre Knochen und Gelenke weniger zu belasten oder langfristig Ihr Wohlfühlgewicht zu erreichen? Finden Sie sich nicht attraktiv genug und möchten deshalb etwas ändern? Sind Sie übergewichtig? Die Antworten darauf helfen Ihnen bei der Auswahl einer für Sie passenden Diät.

Gewichtsklassen

» Was bedeutet eigentlich Normalgewicht, gibt es ein Idealgewicht und wo beginnt das Übergewicht? Das Normalgewicht ist eine Orientierungsgröße, die der französische Arzt Paul Broca bereits vor über hundert Jahren festgelegt hat. Nehmen Sie Ihre Körpergröße in Zentimetern und ziehen Sie 100 davon ab. Dann haben Sie Ihr Normalgewicht in Kilogramm ermittelt. Eine Abweichung um 10 bis 15 % nach unten oder oben gilt noch als Normalgewicht. Ein Wort an alle Frauen: Es ist auch ganz normal, dass sich der Bauch ein wenig nach vorne wölbt. Halten Sie das bloß nicht gleich für Übergewicht!

Der Begriff Idealgewicht wurde in den Fünfzigerjahren geprägt, als es schick war, extrem dünn zu sein. Meistens ist damit ein Gewicht gemeint, das um weitere 10 % unter dem Normalgewicht liegt und das sich die Vielzahl der Frauen wünscht.

Der magische BMI

» Heute wird zur Berechnung der Gewichtsklasse der Body-Mass-Index, kurz BMI, herangezogen. Und so ermitteln Sie Ihren BMI: Teilen Sie Ihr Gewicht (in Kilogramm) durch Ihre Körpergröße (in Metern) im Quadrat. Ein Beispiel macht's deutlicher: 70 geteilt durch die Summe aus 1,72 x 1,72 ergibt 23,66. Glückwunsch, wenn das Ergebnis bei Ihnen so aussieht, denn dann liegen Sie im Normbereich und können absolut zufrieden sein.

Bei einem BMI kleiner als 18 haben Sie Untergewicht, mit einem Index von 18–25 sind Sie normalgewichtig. Ein BMI bis 30 wird als Übergewicht bezeichnet, darüber beginnt starkes Übergewicht. Es ist dann auch oft von Fettleibigkeit die Rede. Hört sich fies an, ist es auch aus gesundheitlicher Sicht. Am besten holen Sie sich in dem Fall ärztliche Hilfe beim Abnehmen, denn ohne klappt es meist nicht mehr. »Fett ist nett« stimmt einfach nicht! Denn hinter der nächsten Pommes-Bude lauern ernährungsbedingte Störungen wie zum Beispiel Diabetes oder Bluthochdruck.

Aber: Legen Sie bei sich keine strengeren Maßstäbe an als bei anderen Menschen, die Ihnen wichtig sind. Der guten Freundin, die noch locker im Bereich des Normalgewichts liegt, würden Sie wahrscheinlich gehörig den Kopf waschen, wenn Sie wegen ihrer vermeintlich schwabbeligen Oberarme eine Diät starten würde, oder? Versuchen Sie, einmal zur Seite zu treten und sich möglichst objektiv zu betrachten. Der BMI ist eine prima Hilfe dabei. Und gezieltes Bodyforming gegen Schwabbelstellen ist viel hilfreicher als kopfloses Abmagern.

Hören Sie auf Ihren Körper

» Bewegen Sie sich im Bereich des Normalgewichts, ist eine Diät aus gesundheitlicher Sicht nicht erforderlich. Es kann natürlich sein, Sie wollen für Ihr Wohlfühlgewicht noch das eine oder andere Kilo loswerden. Denn wie der Name schon sagt: Sie sollen sich mit Ihrem Körper ja wohlfühlen – und das ungeachtet aller vorgegebenen Normen. Jeder Körper tickt anders und hat ein anderes Gewicht, mit dem er am besten funktioniert, eine Abweichung vom gängigen Schönheitsideal ist dabei völlig normal.

Überhaupt: Schönheitsideale ändern sich. Was vor hundert Jahren noch als schön galt, ist es heute nicht mehr. Nur weil dürre Models über Laufstege staksen, heißt das noch lange nicht, dass Sie ausgerechnet diesem Ideal nacheifern sollten. Entspannen Sie sich. Schlankheit um jeden Preis hat nichts mit Gesundheit zu tun, das Gegenteil ist eher der Fall. Wer zu schnell und zu viel auf einmal abnimmt, wird krank, schlecht gelaunt und leistungsschwach. Schlauer ist, das eigene Wohlfühlgewicht zu erreichen und dieses dann zu halten.

Leichter werden

» Sie haben also den festen Vorsatz gefasst und möchten abspecken. Super! Wahrscheinlich fühlen Sie sich schon bei dem Gedanken daran viel besser. So soll es sein. Ein paar grundsätzliche Dinge sollten Sie jedoch unbedingt beachten, bevor Sie sich für eine Abnehmvariante entscheiden.

Geduld. Wenn Sie nicht nur vor dem Urlaub rasch noch ein paar Kilos näher an die Bikinifigur rücken wollen, ist langsames Abnehmen gesünder und meist auch nachhaltiger. Es kommt seltener zum Jo-Jo-Effekt, Sie fühlen sich auch während der Kur ausgeglichener und zufriedener. Zwar müssen Sie dann nicht so streng sein, dafür aber einen längeren Atem und Geduld haben. Schon Knigge wusste: *»Man gewinnt überhaupt immer durch Ausdauern und durch planmäßige, weise Festigkeit.«*

Vielfalt. Eine abwechslungsreiche, ausgewogene Ernährung ist für die Seele und den Körper besser als eine einseitige Diät, die gezielt auf ein Lebensmittel setzt. Bei einer Kartoffel-, Spargel- oder Ananas-Diät entstehen leicht Heißhungerattacken auf genau die Nahrungsmittel, die verboten sind – die erlaubten kommen Ihnen zu den Ohren heraus. Gerade für Genussmenschen sind solche Ernährungspläne schwer durchzuhalten, wer isst schon gern jeden Tag Kohlsuppe? »Und was bitte hat das mit gutem Benehmen zu tun?«, fragen Sie jetzt. Nun, Sie kämen ja auch nicht auf die Idee, jemandem, der Sie für eine Woche besucht, täglich das Gleiche aufzutischen. Und gesund sind diese Radikalkuren schon gar nicht. Durch Vielfalt versorgen Sie Ihren Organismus besser mit allen Nährstoffen, die er braucht, und können sogar die Fettverbrennung gezielt ankurbeln. Ganz davon abgesehen, fällt es Ihnen mit Sicherheit so leichter, eine auf Dauer alltagstaugliche Ernährungsform zu finden, mit der Sie Ihr Gewicht halten und gesund bleiben.

Gewohnheiten. Spätestens jetzt ist es an der Zeit, sich von lieb gewonnenen Gewohnheiten zu trennen. Essen vor dem Fernseher ist künftig tabu, und die Schale mit den Bonbons ersetzen Sie durch frisches Obst. Führen Sie feste Essenszeiten ein, anstatt ständig zwischendurch zu naschen. Vier Stunden Abstinenz zwischen den Mahlzeiten ist super für den Blutzuckerspiegel und damit spitzenmäßiges Verhalten Ihrer Bauchspeicheldrüse gegenüber. Und die letzte Mahlzeit sollten Sie idealerweise

Wundermittel zum Schlankwerden?
Auf dem Markt gibt es eine Vielzahl an Mitteln, die Ihnen versprechen, schnell schlank zu werden. Ob in Pillen-, Pulver- oder Tablettenform, ob als Getränk oder getarnt als Müsliriegel – schlank wird davon nur Ihr Geldbeutel. Von den meist überteuerten Produkten ist dringend abzuraten. Immer wieder tauchen einige sogar in den Schlagzeilen auf, weil Konsumenten davon ernsthaft krank wurden.

mindestens zwei bis drei Stunden vor dem Zubettgehen einnehmen, so bleibt ausreichend Zeit für die Verdauung.

Bewegung. Unverzichtbar im Kampf gegen die Pfunde und für ein besseres Körpergefühl ist regelmäßige Bewegung. Keine Angst, Sie müssen dafür nicht gleich zum Leistungssportler werden, stocken Sie Ihr Bewegungspensum langsam auf. Benutzen Sie immer die Treppe anstelle des Aufzugs, erledigen Sie kürzere Besorgungen zu Fuß oder mit dem Fahrrad, planen Sie zweimal in der Woche abendliche Spaziergänge ein. Tja, beneidenswert, wer einen Hund hat. Denn dann sorgt das liebe Tierchen schon für ausreichend Bewegung draußen an der frischen Luft. Echter Hund statt Schweinehund – haben Sie schon mal überlegt, ob das vielleicht was für sie wäre, wenn Sie es von allein so gar nicht schaffen, vom Sofa runterzukommen?

FdH

Der Klassiker, um sich Ihrem Wunschgewicht zu nähern, ist wohl FdH – was etwas derb »Friss die Hälfte« bedeutet. Das Prinzip ist einfach: Sie schrauben die tägliche Kalorienaufnahme so runter, dass Sie weniger Kalorien zu sich zu nehmen, als Sie verbrauchen. Logisch: Ist der

Erst Muskeln aufbauen, dann abnehmen
Muskelaufbau geht auch immer mit Gewichtszunahme einher, da Muskelmasse mehr wiegt als Fettgewebe. Deshalb nicht erschrecken: Sie nehmen bei einem gezielten Training erst einmal zu. Doch gerade diese Muskeln helfen Ihnen später auch beim Abnehmen. Denn Muskeln verbrauchen Kalorien, auch während Sie sich auf dem Sofa strecken – und diesen Umstand sollten Sie sich unbedingt zunutze machen. Wie wär's also mit ein bisschen Krafttraining?

Energieverbrauch größer als die Energiezufuhr, muss der Rest aus den fettigen, Verzeihung, eisernen Reserven geholt werden. Führen Sie über die Nahrung täglich 1500 kcal zu, verbrauchen aber 2000 kcal, wird die Kaloriendifferenz aus den körpereigenen Deponien gedeckt. Eine Differenz von 3500 kcal pro Woche zugunsten des Verbrauchs entspricht einer Gewichtsreduktion um ein ½ Kilo.

Eigentlich ist FdH keine Diät, sondern nur das Prinzip, das immer hinter dem Abnehmen steht. Wollen Sie die Größe Ihrer Portionen nicht verringern, können Sie stattdessen Ihr Bewegungspensum steigern, um den gleichen Effekt zu erzielen. Wenn Sie zum Beispiel unverändert 1500 kcal pro Tag aufnehmen, den Verbrauch aber gleichzeitig auf 2000 kcal steigern, führt auch diese Variante zu einem Gewichtsverlust von wöchentlich einem halben Kilo. Eigentlich ganz simpel, oder?

Wie viele Kalorien nehmen Sie täglich auf und wie viele verbrauchen Sie? Das sollten Sie erst mal herausfinden. Nur so wissen Sie, wie weit Sie Ihren Konsum reduzieren oder umgekehrt Ihren Verbrauch steigern müssen, um sich dem gewünschten Gewicht anzunähern. Personen, die körperlich nicht hart arbeiten und einen normalen Grundumsatz haben, verbrauchen in der Regel 1500 bis 2000 Kalorien pro Tag. Bei trägem Stoffwechsel kann der Wert auch bei 1200 kcal täglich liegen.

So weit also die Theorie. Welche Variante würden Sie nun Ihrer Freundin empfehlen, die zeitlich sehr eingespannt ist und die unglaublich gerne isst? Nein, einfach aufs Abnehmen verzichten. kommt nicht in Frage. Bewährt hat sich in solch einem Fall eine Kombination aus Kalorien sparen und mehr Kalorien verbrennen. So müssen Sie sich nicht allzu sehr kasteien, was Ihre Nahrungsaufnahme betrifft, Sie reduzieren einfach ein wenig bei allem. Und anstatt sich mit der Zubereitung aufwendiger Diäten herumzuschlagen, bleibt Zeit für zusätzliche Bewegung. Die bringt den Kreislauf in Schwung und sorgt für gute Laune. So purzeln die Kilos fast von alleine.

Die Qual der Wahl

Um 200 Kalorien zu verbrauchen, können Sie: 50 Minuten den Fußboden wischen, 40 Minuten flott spazieren gehen, 30 Minuten zügig Fahrrad fahren oder 15 Minuten Trampolin springen.

Abspecken, aber richtig

» Die meisten scheitern beim Abnehmen an zu hohen eigenen Ansprüchen und fallen so in alte Gewohnheiten zurück. Was Sie sich über Jahre genussvoll auf die Rippen gefuttert haben, wird nicht über Nacht wieder verschwinden. Stellen Sie sich von Anfang an darauf ein und integrieren Sie die neuen Ess- und Bewegungsgewohnheiten nach und nach in Ihren Alltag. Nicht alles auf einmal, sondern Schritt für Schritt, denn langsame Gewichtsreduktion ist am gesündesten.

Jede Diät, die nicht gleichzeitig eine Ernährungsumstellung zur Folge hat, ist langfristig zum Scheitern verurteilt. In dem Augenblick, wo Sie zum Beispiel damit aufhören, nur noch Molke zu trinken oder Ananas zu essen, nehmen Sie unweigerlich wieder zu. Führen Sie dem Körper darüber hinaus zu wenig Energie über die Nahrung zu, schaltet er auf Sparflamme und Notprogramm. Der Stoffwechsel wird langsamer, es wird weniger umgesetzt – Sie verlieren kein Gramm mehr, dafür aber Ihre gesamte Energie. Sobald Sie dann wieder normal essen, nehmen Sie umso schneller wieder zu. Ersparen Sie Ihrem Körper die Belastung durch das ständige Auf und Ab – und sich selbst die Frustration, die mit jeder fehlgeschlagenen Diät einhergeht. Es ist niemandem damit geholfen, wenn Sie im Büro die naschende Kollegin anfauchen, sie solle doch gefälligst mal auf Sie Rücksicht nehmen und Ihre Diätbemühungen nicht ständig mit dem Anblick von Süßem unterlaufen. Mit Ihrer schlechten Laune und dem unhöflichen Benehmen werden Sie wenig Verständnis für Ihre Situation wecken, und Sie sollten ernsthaft überlegen, ob die gewählte Abnehmart für Sie überhaupt die richtige ist.

Meiden Sie Radikalkuren

Denn das stößt nicht nur Ihrer Umwelt, sondern auch Ihrem Organismus sauer auf. Probieren Sie es lieber mit kleinen Änderungen in Ihren Essgewohnheiten. Trinken Sie Wasser statt Limonade und schränken Sie Ihren Alkoholkonsum ein. Schon ein kleines Glas Wein hat 70 kcal, Cola und Limonade liegen bei 50 kcal pro 0,1 Liter.

Sparen Sie am Fett. Ein Gramm Fett weniger spart immerhin 9 kcal, denen Sie anschließend nicht mit sportlicher Aktivität wieder zu Leibe rücken müssen. Essen Sie nur eine Portion und verzichten Sie auf den Nachschlag. Sie

Süßstoff – nein danke!

Noch immer fallen Mollige auf Süßstoffe herein. Light-Produkte versprechen gleichen Genuss bei weniger Kalorien. Ungünstig bloß, dass die sogenannten Zuckeraustauschstoffe häufig den Appetit anregen, weil der Körper nämlich »denkt«, er bekäme Zucker und sich entsprechend bereitmacht, den zu verarbeiten.

nehmen den sowieso nur, weil er so gut schmeckt, stimmt's? Aber nicht, weil Sie Hunger haben. Kriegen Sie nicht hin? Dann tricksen Sie sich mit einem kleinen Teller aus, den Sie zweimal beladen dürfen.

Gehören Sie auch zu den Eltern, die stets die Essensreste der Kinder aufessen, weil Sie nichts wegwerfen können? Sie brauchen weder den Mülleimer noch sich selbst zu füttern, wenn Ihr Sprössling genug hat. Zaubern Sie am nächsten Tag einen Auflauf oder eine Suppe daraus – mit dieser Verwertung sorgen Sie schon heute für weniger Völlegefühl und mehr Wohlbefinden bei sich.

Verschaffen Sie sich zunächst einen Überblick über den Kaloriengehalt von Lebensmitteln. Sobald Sie ein Gefühl dafür haben, wie viele Kalorien Sie täglich zu sich nehmen und verbrauchen, hören Sie mit der lästigen Zählerei auf und genießen Ihr Essen wieder unbeschwert. Spätestens dann wissen Sie nämlich auch, wie Sie dicke Kalorienbomben von Ihrem Speiseplan verbannen und durch leichtere Zutaten und Gerichte ergänzen können, ohne Hunger zu leiden.

Blutgruppendiät

Die Blutgruppen-Diät soll zwei Fliegen mit einer Klappe schlagen: Übergewicht reduzieren und Krankheiten lindern. Peter d'Adamos, US-amerikanischer Arzt, Autor und Erfinder der Diät, geht davon aus, dass die Blutgruppe dafür verant-

Satt abnehmen

Gerade Männer meinen oft, nur wem der Magen knurrt, der nimmt auch ab. Darum kann man getrost auf das ohnehin ungeliebte Frühstück verzichten. Irrtum! Radikal eine ganze Mahlzeit ausfallen zu lassen, führt nur dazu, sich bei nächster Gelegenheit so richtig den Bauch vollzuschlagen oder zwischendurch zu naschen.

wortlich ist, welches Gewicht und welche Krankheiten ein Mensch hat.

So geht's: Je nachdem, ob Sie Blutgruppe A, B, AB oder Null haben, vertragen Sie bestimmte Lebensmittel besser, andere weniger gut. Der Grund dafür sind Lektine, Nahrungsmitteleiweiße, die bei falscher Ernährung dazu führen können, dass das Blut verklumpt. Außerdem sollten Sie noch wissen, dass davon ausgegangen wird, dass sich die Blutgruppen mit der Evolution entwickelt haben. Man könnte völlig unwissenschaftlich sagen, jede Blutgruppe passt in eine evolutionäre Phase und damit auch zu bestimmten Lebensmitteln. Und zu anderen eben nicht.

Blutgruppe 0: evolutionär die älteste Blutgruppe. Empfohlen werden Fleisch, Fisch, Obst und Gemüse. Schlecht vertragen werden dagegen Milchprodukte und Hülsenfrüchte.

Blutgruppe A: Gut bekömmlich ist eine vegetarische Ernährung mit viel Getreide und Hülsenfrüchten, Gemüse und Obst. Abgeraten wird von Fisch und Milchprodukten.

Blutgruppe B: Günstig sind Wild, Lamm und Seefisch wie Kabeljau und Lachs. Milch, Obst und Gemüse werden ebenfalls vertragen. Meiden sollten Sie Huhn, Meeresfrüchte und Getreide.

Blutgruppe AB: Gut geeignet, um abzunehmen, ist vegetarische Kost. Milchprodukte sind in Maßen erlaubt.

Es gibt Menschen, die mit dieser Methode Ihr Gewicht erfolgreich reduziert haben. Unbestritten ist auch, dass eine eindeutige Entscheidung für bestimmte

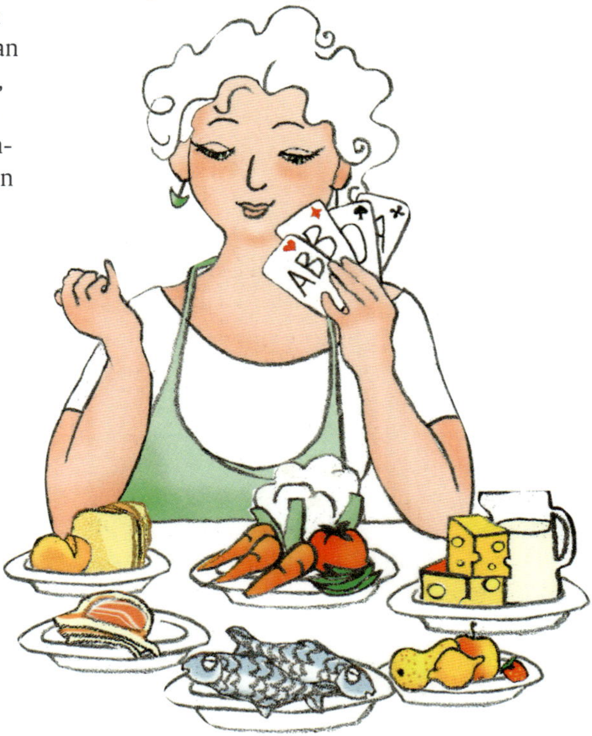

Diäten fördern das Denkvermögen

Forscher der Universität Münster haben einen Zusammenhang zwischen besserer Gedächtnisleistung und Diäten entdeckt. Den Ergebnissen zufolge konnten die Personen, die sich kalorienärmer ernährten, nach drei Monaten eine bis zu 20 Prozent bessere Erinnerungsleistung vorweisen als die Personen, die mehr Fett zu sich nahmen. Na, wenn das kein zusätzlicher Ansporn ist!

Nahrungsmittel generell zu einem bewussteren Umgang mit Ernährung führt. Wissenschaftlich konnten d'Adamos' Thesen jedoch bislang nicht nachgewiesen werden. Kritiker bemängeln auch die Einseitigkeit der Ernährung, die leicht Mangelerscheinungen verursacht.

Glyx-Diät

Glyx haben Sie bestimmt schon auf verschiedenen Produkten gelesen. So gibt es bei vielen Bäckern ein Glyx-Brot. Das heißt nicht, dass Ihr Bäcker nicht schreiben kann und eigentlich Glücks-Brot meinte. Sondern Glyx ist die Abkürzung für glykämischer Index (GI) und der misst die Wirkung von Lebensmitteln auf den Blutzuckerspiegel. Ein hoher GI bedeutet, dass die Kohlenhydrate schnell verdaut werden und der Zuckerspiegel rasch ansteigt. Ein geringer Wert dagegen besagt, dass die Zuckerkurve nur langsam ansteigt und der Körper weniger Insulin produziert.

Insulin ist ein körpereigenes Hormon, das für die Aufnahme von Blutzucker in die Körperzellen verantwortlich ist. Es begünstigt den Aufbau von Fettgewebe. Interessant für Abnehmwillige: Hoher GI = hochschießender Zuckerspiegel = satte Insulinausschüttung = Mordsappetit in kurzer Zeit. Alles klar, oder?

So geht's: Bei diesem Ernährungskonzept kommt es also darauf an, zwischen den guten und den bösen Jungs zu unterscheiden. Zu den guten Kohlenhydraten gehören die mit einem niedrigen Glyx-Wert, die schlechten haben einen hohen GI. 100 ist der höchste GI-Wert, niedrig bezeichnet einen Wert unter 55.

Wenn Sie sich nach dieser Methode ernähren, bedeutet das in der Praxis: Essen Sie viel Obst und Gemüse, Nudeln und Vollkornbrot. Nüsse, Hülsenfrüchte, Fisch, Geflügel, Eier und Milchprodukte haben ebenfalls einen niedrigen Wert. Streichen Sie im Gegenzug weißen Reis,

Weißbrot, Kartoffelpüree, Süßigkeiten und Zucker.

Kombiniert mit dem empfohlenen Sportprogramm ist diese Diät für eine dauerhafte Ernährungsumstellung geeignet. Aber Vorsicht: Ziemlich verwirrend und auch hinderlich beim Abnehmen ist, dass manche Kombinationen wie Brot mit Butter und Käse einen niedrigeren GI haben als trockenes Brot allein, und das, obwohl der Fettanteil und damit die Kalorienmenge hier natürlich deutlich höher sind. Es wird Ihnen also nicht erspart bleiben, zusätzlich die Gesamtmenge der vertilgten Kalorien im Auge zu behalten.

Trennkost

Trennkost ist ein Ernährungskonzept und weniger eine Diät im eigentlichen Sinn. Deswegen sei sie Ihnen besonders ans Herz gelegt. Denn mit Trennkost werden Sie langsam, aber sicher auch Speckröllchen los, und zwar für immer. Das Konzept geht auf die Lehre von Howard Hay zurück. Der US-amerikanische Arzt hat für Krankheiten zwei Verursacher ausgemacht: die Übersäuerung des Körpers durch falsche Speisen und eine verlangsamte Verdauung, wenn gleichzeitig Kohlenhydrate und Eiweiße gegessen werden. Aus diesen Überlegungen heraus entwickelte er die Trennkost, die Lebensmittel in drei verschiedene Gruppen unterteilt.

So geht's: Lebensmittel aus der Eiweiß- und der Kohlenhydratgruppe miteinander zu kombinieren, ist strengstens verboten. Das geht jeweils nur mit der neutralen Gruppe. Soll heißen: In der allergrößten Not schmeckt die Wurst auch ohne Brot. Bevorzugt sollten Sie basenbildende Nahrungsmittel wie Gemüse verzehren, um einer Übersäuerung des Körpers entgegenzuwirken. Mehr dazu im Kapitel Entgiftung, Entschlackung, siehe Seite 114.

Der Vorteil dieser Ernährungsmethode liegt darin, dass Sie nicht auf die Menge achten müssen, die Sie verzehren – solange Sie die richtigen Gruppen kombi-

---

Der Trennkost-Tag

So könnte Ihr Tagesplan bei einer Trennkost-Diät aussehen: Morgens ein Müsli aus leckeren getrockneten Früchten und Magerjoghurt, mittags Rindersteak mit Salat und abends ein herzhaftes Kartoffelgratin. Klingt gut – tut gut!

---

nieren. Doch warum nimmt man dann überhaupt ab? Und wieso fühlen so viele Menschen sich mit dieser Ernährungsform so wohl? Kurz gesagt: Eiweiß und Kohlenhydrate werden grundsätzlich unterschiedlich verdaut. Nehmen Sie die beiden Nährstoffe gleichzeitig zu sich, hat der Verdauungsapparat ein Problem. Liegen jedoch einige Stunden dazwischen, können Magen und Darm bestens arbeiten, Völlegefühl und Gewichtszunahme bleiben aus.

Kohlenhydrate: In diese Gruppe fallen Brot, Brötchen, Gebäck oder Kuchen, Nudeln, Grieß, Reis, Süßungsmittel wie Zucker, Honig, Ahornsirup, Müsliflocken, Kartoffeln, Bananen, süße Äpfel, Trockenfrüchte außer Rosinen, Bier.

Eiweiß: Zu den eiweißreichen Lebensmitteln zählen Fleisch, Fisch und Meeresfrüchte, Geflügel, fast alle Milchprodukte unter 50% Fettanteil, Eier, die meisten Obstsorten, Fruchtsäfte und -tees, trockener Wein und Sekt.

Neutrale Gruppe: Dazu gehören Pflanzenöle, Butter, Margarine, Quark, Frischkäse, Schafskäse, Mozzarella, Joghurt, saure Sahne, Nüsse, rohe Fleischsorten, Sprossen und Kräuter, alle Gemüsesorten außer Kartoffeln, Rosinen, Heidelbeeren, alle Spirituosen.

Sehen Sie sich die Lebensmittel der einzelnen Gruppen auch mal genauer an. Ist Ihnen bei der Einteilung etwas aufgefallen? Genau! Bestimmte Kalorienbomben wie Currywurst mit Pommes oder Schweinebraten mit Knödeln tauchen aufgrund der Zuordnung zu einzelnen Gruppen gar nicht mehr auf dem Speiseplan auf.

Die Empfehlung, gründlich zu kauen – die auch von Knigge stammen könnte –, sorgt für eine langsamere Nahrungsaufnahme. Durch die Kombinationsmöglichkeiten essen Sie zudem mehr Obst und Gemüse. Da Fertigprodukte grundsätzlich abgelehnt werden, steigt der Anteil an frischen, naturbelassenen Lebensmitteln, was sich ebenfalls positiv auf Ihre Gesundheit auswirkt. Denn das dürfte ja wohl klar sein: Fertigprodukte machen auf Dauer Sie fertig!

Okay, Trennkost erscheint zunächst etwas kompliziert und ist daher gewöhnungsbedürftig. Es gibt inzwischen aber eine tolle Auswahl an Kochbüchern, die sogar auf den speziellen Bedarf von Diabetikern Rücksicht nehmen. Greifen Sie anfangs zu dieser nützlichen Hilfe, später gelingt es Ihnen sicher problemlos, zu improvisieren und obendrein Ihr Idealgewicht zu halten.

Kleiderwahl

» Kleider machen Leute, auch heute noch. Die Kleidung ist mit das Erste, das man an Ihnen wahrnimmt. Kein Wunder, dass Knigge auch dazu etwas zu sagen hatte: *»Kleide dich nicht unter und nicht über deinen Stand; nicht über und nicht unter dein Vermögen; nicht phantastisch; nicht bunt; nicht ohne Not prächtig, glänzend noch kostbar; aber reinlich, geschmackvoll und, wo du Aufwand machen musst, da sei dein Aufwand zugleich echt und schön!«* Leichter gesagt als getan! Dem zuzufügen ist, dass von dem, was Sie tragen, auch ganz direkt abhängt, wie Sie sich fühlen. Sind Sie mit Ihrem Gewicht noch nicht hundertprozentig zufrieden, sollten Sie es wenigstens mit Ihrer Kleiderwahl sein. Mit Kleidung können Sie positiv oder negativ auffallen, Sie können provozieren, respektlos wirken, unangepasst, kreativ oder einfach nur schlampig. Auf jeden Fall aber werden Sie einen Eindruck hinterlassen – und darüber, wie der ausfallen soll, sollten Sie sich im Vorfeld Gedanken machen.

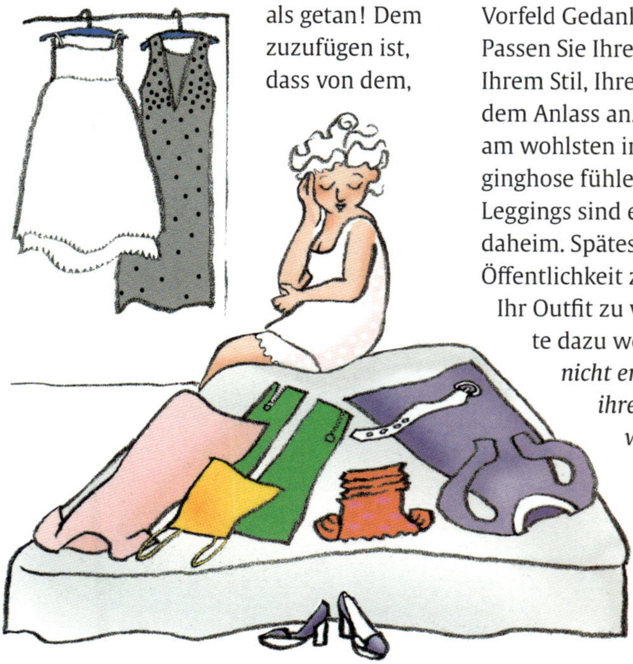

Passen Sie Ihre Kleidung Ihrem Alter, Ihrem Stil, Ihrer Figur, Ihrem Teint und dem Anlass an. Wenn Sie sich zu Hause am wohlsten in der ausgebeulten Jogginghose fühlen, ist das Ihre Sache. Auch Leggings sind etwas für den Lümmeltag daheim. Spätestens wenn Sie sich in der Öffentlichkeit zeigen, ist es angebracht, Ihr Outfit zu wechseln. Knigge bemerkte dazu weise: *»Wer die Gesellschaft nicht entbehren kann, soll sich ihren Gebräuchen unterwerfen …«*

Mit den falschen Klamotten machen Sie keine Karriere, werden übersehen oder belächelt, fallen unange-

Der perfekte Sitz

Achten Sie immer darauf, dass Ihre Kleidung optimal sitzt, vor allem Jacken und Blazer müssen perfekt passen. Das tun sie, wenn die Schultern weder spannen noch zu weit sind, und die Ärmel am Daumenansatz enden. Auch ein Rock, der bereits im Stehen Falten wirft, sollte bis nach der Diät im Schrank bleiben.

nehm auf oder wirken nicht kompetent genug. Man nimmt Sie nicht ernst. All das kann dazu führen, dass Sie sich selber nicht wohlfühlen. Und gerade das Gegenteil wollen Sie ja schließlich erreichen!

Ganz schön pfiffig!

An dieser Stelle soll keinesfalls das Kaschieren als Ersatzhandlung propagiert werden. Natürlich ist es besser, für eine gute Figur den Weg ins Fitnessstudio anzutreten und zu trainieren. Nur dauert es leider, bis überflüssige Pfunde sich verabschiedet haben. So lange ist es durchaus sinnvoll, wenn Sie Ihre kleinen Problemzonen gekonnt durch Ihre Kleidung überspielen. Das stärkt Ihr Wohlbefinden und trägt dazu bei, dass Sie sich nicht gleich aus lauter Frust über Ihr Aussehen die nächsten Röllchen anfuttern. Im Gegenteil: Weil Sie sich viel wohler fühlen, sind Sie auch viel motivierter, Ihr Abspeckprogramm weiterzuverfolgen.

So lässt sich mit kleinen Tricks oft große Wirkung erzielen. Kurze Beine – kurze Jacken: Damit strecken Sie Ihre Beine optisch und wirken schlanker. Bei fülligen Figuren passt eine taillierte Jacke meist besser als eine gerade geschnittene. Und wenn Sie gar keine Taille haben, wählen Sie fließende Stoffe. Verzichten Sie auf auffallende Muster, aufgesetzte Taschen und Rüschen, bevorzugen Sie schlichte, elegante Modelle. Auch Längsstreifen und ein V-Ausschnitt am fein-

In Eintracht mit der Natur

Wählen Sie Kleidung aus Naturfasern oder Naturfasergemischen. So sind Sie auch nach einem langen Arbeitstag nicht unangenehm durchgeschwitzt und schlagen mit Ihrem Körpergeruch nicht jeden in die Flucht. Ganz davon abgesehen sind Kunstfasern nicht selten Auslöser für Allergien.

maschigen Pullover strecken die Figur optisch. Und wer dicke Waden oder Knubbelknie hat, lässt lieber die Finger von Bermudas und Miniröcken. Punkten Sie mit Passform und verstecken Sie ein paar Pölsterchen zu viel. Es hebt das Selbstvertrauen nämlich ungemein, wenn Sie sich in Ihrem Outfit wohlfühlen. Stellen Sie Ihre Vorzüge optisch heraus, ohne aufdringlich zu wirken.

Atmen Sie auf!

Neben dem optischen Aspekt spielt natürlich auch Ihre Gesundheit eine entscheidende Rolle. Was nützt es, wenn andere Ihr modisches Händchen bewundern, Sie sich aber nie satt essen können, weil Ihnen sonst der Gürtel ins Gedärm drückt. Achten Sie darauf, dass Blusen nicht über der Brust spannen. Spätestens wenn Sie sich nicht mehr trauen, zu atmen – aus Angst, das gute Stück verliert die Knöpfe, ist es Zeit für ein passenderes Modell.

Schon Knigge wusste: *»Man kleide sich bequem! Ein ungemächlicher Anzug macht unbehaglich, ungeduldig und müde.«* Bestimmt haben Sie diese Erfahrung schon selbst einmal gemacht. Nach einem Tag in einer zu engen Hose schmerzt der Bauch und Übelkeit zeigt, dass Ihre Organe einer zu hohen Druckbelastung ausgesetzt waren.

Dank sagen

Kennen Sie die beiden Zauberwörter? Nein, nicht? Dann »aber flott bitte!« Schon im Poesiealbum hat gestanden, dass sich mit »Bitte« und »Danke« alle Türen öffnen lassen. Kaum ein anderes Wort ist so wichtig im höflichen Umgang miteinander wie diese zwei. Danken Sie reichlich und bitten Sie freundlich. Ihren Mitmenschen werden Sie dadurch positiv auffallen. Doch nicht vergessen: Denken Sie dabei vor allen Dingen auch an sich selbst.

»Achte Dich selbst, wenn Du willst, daß andere Dich achten sollen!«, wusste schließlich schon Knigge. Klopfen Sie sich ruhig öfter anerkennend auf die Schulter, wenn Sie eine Arbeit erledigt oder etwas gut gemacht haben. Das hebt die Stimmung und fördert die positive Ausstrahlung.

Danke mir: Wann haben Sie sich das letzte Mal gedankt? Keine Ahnung? Dann ist es aber höchste Zeit. Danken Sie sich beispielsweise dafür, dass Sie Ihr Ernährungs- und Sportprogramm so tapfer durchhalten oder dafür, dass die ersten Pfunde schon gepurzelt sind. Machen Sie sich selbst eine kleine Freude und belohnen Sie sich für Ihre Tatkraft und Ihren Willen. Richten Sie Ihren Blick auf das, was Sie schon erreicht haben. Welche Erfolge gibt es bereits?

Kleine Geschenke erhalten die Freundschaft: Vielleicht spornt es Sie bei Ihren Vorsätzen ja noch mehr an, wenn Sie sich bereits im Vorfeld eine Belohnung überlegen, sollten Sie die nächste Etappe erreichen. Ihrer Fantasie sind dabei keine Grenzen gesetzt, solange es nicht ausgerechnet die Sahnetorte ist. Wie wäre es mit einem Besuch in der schicken, neuen Cocktailbar, die eine riesige Auswahl an alkoholfreien Drinks hat? Oder mit dem schönen Laufshirt, das Ihnen aber eigentlich zu teuer war? Sie entspannen im Badeparadies mal so richtig und lassen sich mit einer Massage verwöhnen. Oder Sie besorgen im Feinkostgeschäft erlesene Zutaten für ein romantisches, karibisches Menü zu zweit.

Erlaubt ist, was gefällt! Im Prinzip. Wenn Sie sich für jede Joggingrunde mit einem riesigen Eisbecher oder für jeden Besuch im Sportkurs mit einer Currywurst belohnen, dankt Ihr Körper Ihnen das bestimmt nicht. Schlüpfen Sie immer in die Rolle eines Außenstehenden und überlegen Sie, wie Sie sich kniggegemäß verhalten würden. Oder würden Sie die beste Freundin in die Imbissbude einladen, um sie für den Diäterfolg zu belohnen?

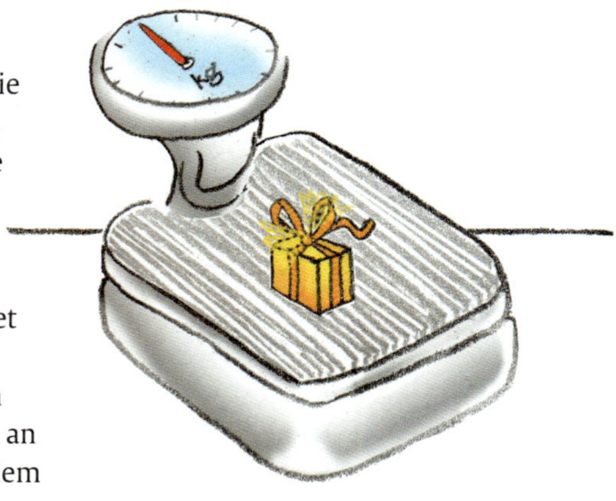

Danke dir: Vergessen Sie nicht, sich auch bei den Menschen zu bedanken, die Sie in Ihrem Vorhaben unterstützen. Das kann die Familie sein, die ebenfalls auf Naschereien verzichtet, um Sie nicht in Versuchung zu führen, oder die Laufpartnerin, die Sie auch bei schlechtem Wetter immer gut gelaunt begleitet.

Danken Sie auch dem inneren Schweinehund, der Sie mit seinem Gezeter und Drängen häufiger zum Widerspruch und einem »Jetzt erst recht!« gereizt hat. Sie alle haben durch ihre großartige Unterstützung dazu beigetragen, dass Sie heute schlanker und gesünder sind – und auch so aussehen.

KÖNNEN SIE KNIGGE? – LÖSUNGEN

Pralinen: Wenn der Grund für das Geschenk rein freundschaftlicher oder kollegialer Natur war, dürfen Sie ruhig etwas davon weitergeben. Vermuten Sie, dass Ihr Kollege tiefere Gefühle für Sie hegt und das zum Ausdruck bringen wollte, behalten Sie die Pralinen lieber für sich. Sie können sie später mit anderen teilen, die nicht in Kontakt mit dem Schenkenden stehen.

Tee-Zeremonie: Wenn zum Tee etwas angeboten wird, müssen Sie es auch essen. Eine Ablehnung stellt eine grobe Beleidigung Ihres Gastgebers dar. Sie brauchen aber keine Mengen zu verdrücken.

Fischhaut: Grundsätzlich ist die Haut essbar. Sie dürfen Sie also essen, sofern Sie das manierlich tun. In den meisten Fällen ist jedoch davon abzuraten, da nicht selten eine Menge Fett darin steckt. Informieren Sie sich gegebenenfalls über die verschiedenen Fischsorten.

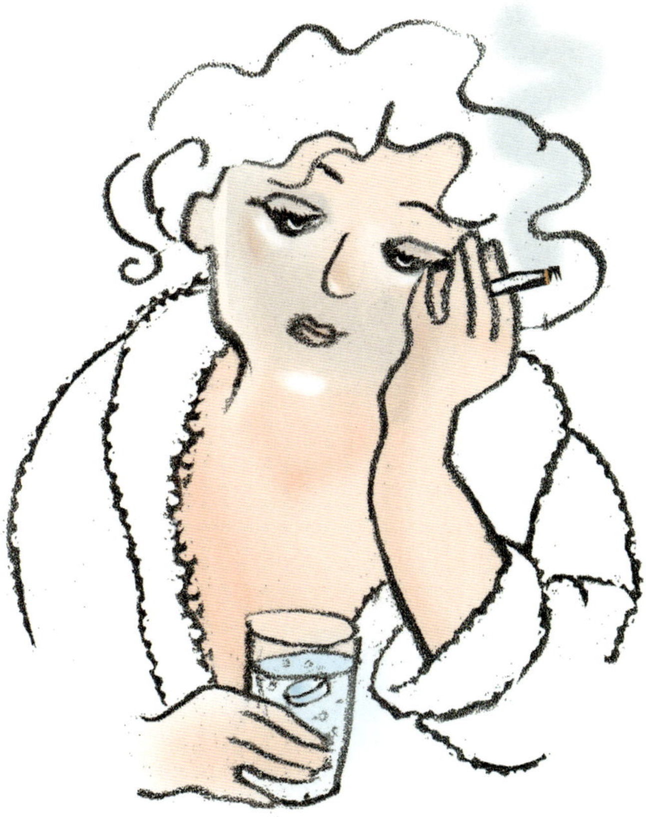

Entgiftung, Entschlackung

Was gutes Benehmen mit Leber und Nieren zu tun hat

»Die Pflichten gegen uns selbst sind die wichtigsten und ersten, und also der Umgang mit unserer eigenen Person gewiß weder der unnützeste, noch uninteressanteste.«

Haben Sie ein offenes Ohr für die Mitteilungen Ihres Körpers. Vertrauen Sie auf seine Weisheit und leisten Sie gekonnte Unterstützung – für mehr Wohlbefinden und ein natürlich schönes Auftreten.

KÖNNEN SIE KNIGGE?

Da ich zu Hause gerne mal ein Gläschen trinke, vertrage ich Alkohol recht gut. Da bin ich auf der Bürofeier locker mit drei Gläsern Sekt dabei.	Das macht doch nichts, oder?
Ich reise während der Fastenzeit in die Türkei und weiß, dass es dort bestimmte Regeln gibt.	Muss ich die Regeln befolgen?
Mein Kollege hat die Angewohnheit, im Büro immer die Schuhe auszuziehen. Dabei leidet er unter Schweißfüßen. Ich fühle mich von dem Geruch belästigt.	Wie kann ich das Problem am besten ansprechen?

Körperkommunikation

Unseren Körper haben wir jeden Tag bei uns, wir können ihm nicht entfliehen. Umso wichtiger, dass wir sorgsam mit ihm umgehen, ihn schützen und schonen, aber auch mal anstrengen und fordern. Alles zu seiner Zeit.

»Sorge für die Gesundheit Deines Leibes und Deiner Seele, aber verzärtle beide nicht!«, wusste schon Knigge zu berichten. Und dafür ist es wichtig, die Signale des Körpers wahrzunehmen und richtig zu deuten. Nicht jedes kleine Zwicken und Zwacken weist auf eine schwerwiegende Störung hin und muss bejammert werden. Doch genauso wenig erstrebenswert ist es, sich permanent unter Druck zu setzen, gar nie zur Ruhe zu

kommen und weder Auge noch Ohr für die Hinweise zu haben, die der Körper uns gibt.

Wie oft ist es Ihnen schon passiert, dass Sie Kopfschmerzen hatten und flugs eine Tablette eingeworfen haben, damit Sie weiterarbeiten konnten? Stop, hören Sie lieber auf Ihren Körper, der Sie schon anschreit: »Ich brauche eine Pause!« oder »He, ich habe Durst!« Trinken Sie besser erst einmal ein großes Glas Wasser und warten Sie ab, ob die Schmerzen verschwinden, bevor Sie zu Medikamenten greifen. Oft ist einfacher Wassermangel schuld an dem Schmerz. Merke: Gehen Sie achtsam mit sich um und hören Sie auf das, was Ihr Körper Ihnen mitteilt.

Ihre persönliche Müllabfuhr

» Alle Stoffe, die der Körper nicht braucht, werden wieder über Lunge, Darm, Haut, Nieren, Leber oder das Lymphsystem ausgeschieden. Dabei handelt es sich um Stoffwechselprodukte oder auch Genussgifte wie Alkohol und Tabak sowie Umweltgifte wie Pestizide, Holzschutzmittel und Konservierungsstoffe. Alles, was Ihre hauseigene Müllabfuhr nicht wegschafft, zum Beispiel Schwermetalle wie Amalgam aus Zahnfüllungen, landet in der Körperdeponie und sammelt sich über die Jahre hinweg dort an. Dies geschieht größtenteils im Fettgewebe.

Achten Sie besonders darauf, was Sie zu sich nehmen und welchen Schadstoffen Sie ausgesetzt sind, denn Ihr Körper ist dummerweise sehr leidensfähig. Er schluckt lange, bis er sich mit Beschwerden bemerkbar macht. Sensibilisieren Sie sich dafür, wo überall Körpergifte lauern und vermeiden Sie, wo immer es geht, die Aufnahme und den Kontakt. Bei der Entgiftung spielen Niere und Leber eine entscheidende und zentrale Rolle.

Die Nieren

Die Nieren sind das Chemielabor des Körpers. In ihnen wird kräftig Gift umgewandelt und Harn gebildet, mit dessen Hilfe Stoffwechselprodukte und Fremdstoffe aus dem Körper transportiert werden. Seien Sie sehr nett zu diesen lebenswichtigen Organen, denn die sitzen am längeren Hebel. Fallen beide Nieren aus, überleben Sie das ohne medizinische Notversorgung nicht. Außerdem: Krankheiten wie Nierenbeckenentzündungen tun nicht nur richtig fies weh, sondern können schwerwiegende Folgen haben. Nehmen Sie sie also nicht auf die leichte Schulter.

Was leisten die Nieren? Als ob Entgiftung nicht schon genug Arbeit wäre, schlagen sich die Nieren noch mit weiteren unverzichtbaren Funktionen herum. Sie regeln den Flüssigkeitshaushalt, regulieren den Blutdruck über die Flüssigkeitsmenge und die Weite der Blutgefäße, beeinflussen den Säure-Basen-Haushalt und die Bildung der roten Blutkörperchen. Zudem übernehmen sie wichtige Aufgaben im Knochen- und Vitaminstoffwechsel.

Pro Tag scheiden wir etwa 1,5 Liter Wasser mit dem Harn aus. In Abhängigkeit von der aufgenommenen Flüssigkeitsmenge und dem Grad des Schwitzens schwankt dieser Wert. Damit auf dem Örtchen alles prima läuft und auch genügend Schlacken ausgeschieden werden, ist es unbedingt erforderlich, dass Sie ausreichend trinken. Kohlensäurearmes Wasser ist top. Es versorgt den Organismus ideal mit Mineralien, ohne ihm eine einzige Kalorie zuzumuten. Wasser, das wenig sprudelt, trinkt sich besser als die extrem blubbernde Variante. Deshalb können Sie mehr davon zu sich nehmen. Und: Säure macht sauer, und Kohlensäure ist Säure, logisch. Mehr dazu auf Seite 114.

Kleine Wasser-Kur: Wollen Sie sich etwas besonders Gutes tun, gönnen Sie Ihren Nieren doch einmal eine kleine Wasser-Kur. Trinken Sie dazu über einen Zeitraum von zwei Wochen jede Stunde einen Viertelliter in kleinen Schlucken. Kopfschmerzen, Müdigkeit und Verstopfung haben dann keine Chance mehr. Einmal, besser zweimal im Jahr sollten Sie die Kraft des Wassers genießen.

Was noch für Wasser spricht? Es ist kalorienarm, löscht den Durst am besten und billigsten und ist darüber hinaus ein Jungbrunnen für Ihre Haut. Auf Seite 21 dazu mehr.

An die Nieren gehen

Ist die Rede davon, dass uns etwas an die Nieren geht, meinen wir meist, dass uns etwas nahegeht und wir die Situation als belastend und schwierig empfinden. Verdrängen Sie nicht, was Ihnen an die Nieren geht, sondern versuchen Sie, unschöne Momente zu ändern oder zu verarbeiten.

Alkohol in Maßen

Die Deutsche Gesellschaft für Ernährung (DGE) hält bis zu 20 Gramm Alkohol bei Männern und bis zu 10 Gramm Alkohol bei Frauen pro Tag für vertretbar. 20 Gramm Alkohol entsprechen in etwa ½ Liter Bier oder ¼ Liter Wein.

Die Leber

Die Leber ist ebenfalls für das Entgiften des Körpers zuständig. Sie wird bis zu 1,8 Kilogramm schwer und ist damit das schwerste Körperorgan. Erstaunlich: Selbst wenn eine Leber bis zu 70 % zerstört ist, kann sie noch arbeiten – wenn auch eingeschränkt. Es kann also sein, dass Sie sich gesund fühlen, obwohl schon eine Erkrankung der Leber vorliegt. Mögliche Symptome: Gelbsucht, Verfärbung des Augenweiß, Schmerzen auf der rechten Seite oder unter dem rechten Schulterblatt, Appetitlosigkeit, Verdauungsbeschwerden, schlechte Fettverträglichkeit, metallischer Geschmack im Mund, Brechreiz oder auch Schwierigkeiten beim Abnehmen.

Doch lassen Sie es bloß nicht so weit kommen. Schützen Sie Ihre Leber. Am besten mit einer ausgewogenen Ernährung und moderatem Alkoholkonsum.

Was leistet die Leber? Zu den wichtigsten Funktionen der Leber gehört die Bildung der Gallenflüssigkeit. Ist die Leber gesund, produziert sie pro Tag ungefähr einen Liter Galle, mit deren Hilfe Gifte aus dem Körper ausgeschwemmt werden. Arbeitet die Leber nicht richtig oder ist sie mit Giftstoffen überlastet, sammeln sich die Toxine im Fettgewebe und im Zentralnervensystem an, was auf Dauer zu chronischen Erkrankungen führen kann.

In der Leber werden Fette, Kohlenhydrate und Eiweiße für die Verdauung aufbereitet. Darüber hinaus wandelt sie Zucker aus der Nahrung um. Wenn Sie zu fett essen und zu viel Alkohol trinken, machen Sie Ihrer Leber ganz schön zu schaffen. Medikamenten-Missbrauch,

Nicht zu viel Zucker

Darauf sollten Sie auch achten: Schränken Sie Ihren Zuckerkonsum ein. Zu viel Zucker wird in Fett umgewandelt, eine Leberverfettung kann die Folge sein.

Umweltschadstoffe, die wir mit der Nahrung oder über die Haut aufnehmen, und Rauchen sind ebenfalls Gift.

Leber-Wellness: Damit Ihnen »nicht die Galle hochkommt«, ist es gut, wenn Sie zwei bis drei Liter Flüssigkeit über den Tag verteilt zu sich nehmen. Darin ist die Menge in der festen Nahrung schon enthalten. Bleiben ungefähr anderthalb Liter, die Sie täglich trinken sollten. Am besten eignen sich Wasser und Kräutertees. Mit einem hohen Flüssigkeitsumsatz unterstützen Sie Ihre Leber beim Entgiften optimal.

Essen Sie aus Langeweile oder Stress? Verzichten Sie lieber darauf. Sie futtern sich dadurch nämlich nicht nur unnötig Pfunde an, sondern sorgen auch dafür, dass Ihre Leber Überstunden schieben muss. Ein ständig gefüllter Magen stellt eine Dauerbelastung dar, und in Stressphasen werden Verdauungsapparat und Leber mit weniger Blut versorgt. Gearbeitet wird dann nur mit halber Kraft. Essen Sie möglichst naturbelassene Nahrungsmittel ohne Zusätze. Konservierungsstoffe, Farbstoffe und Geschmacksverstärker strapazieren die Leber zusätzlich. Versetzen Sie sich einmal in die Lage Ihrer Leber, die immer nur schuften soll. Knigge fragt: *»Wie würde es dir unter denselben Umständen gefallen, wenn man Dir dies zumutete, gegen Dich also handelte, von Dir das forderte?«* Betrachten Sie ab sofort Ihre Leber als Freund. Und einem guten Freund gönnt man ja wohl mal eine Pause! Übrigens: Belastend wirken sich auch gesättigte Fette aus, wie sie in Fleisch vorkommen. Greifen Sie stattdessen zu ungesättigten Fetten und essenziellen Fettsäuren.

Zum Entgiften der Leber hat sich Löwenzahn bewährt. Essen Sie doch mal einen Salat aus knackigen jungen Löwenzahnblättern oder bereiten Sie einen Tee aus den Wurzeln. Für eine heilende und reinigende Wirkung können Sie vermehrt Rote Bete und Möhren zu sich nehmen.

Fragen Sie Ihren Arzt oder Apotheker ...

Einige Heilpraktiker bieten Leberkuren an, die man auch wunderbar zu Hause durchführen kann. Lassen Sie sich gründlich beraten. Zwar haben solche Kuren meist erstaunlich gute Wirkungen, aber sie schicken auch kleine Gallensteine auf Reisen. Verhindern Sie, dass diese Ihnen Probleme bereiten, indem Sie sich genau über Dauer und benötigte Häufigkeit informieren.

Frühjahrsputz

» So wie zu Beginn des Frühlings Haus und Hof gekehrt, geschrubbt und von Unrat befreit werden, ist es für viele Menschen inzwischen Tradition, einmal im Jahr eine Kur zur Entschlackung durchzuführen. Dazu müssen Sie nicht viel Geld ausgeben oder weit wegfahren. Es gibt viele einfache Anwendungen, die sich problemlos in den Alltag integrieren lassen.
Ziel ist die Reinigung des Körpers und als wunderbarer Nebeneffekt lassen sich noch ein paar Pfunde mit entrümpeln. Der Stoffwechsel wird angeregt, die Körpersäfte kommen wieder in Fluss. Dafür steht eine große Auswahl an Heilpflanzen zur Verfügung. So ist sicher auch für Sie das richtige Kraut gewachsen.

Natürlich entgiften

Entlasten und befreien Sie Ihren Körper von Zeit zu Zeit von all den angesammelten Schadstoffen. Sie werden sich wohler fühlen, wirken strahlender und ausgeglichener als vorher. Sie sind sozusagen mit sich selbst im Reinen. Ihr Auto putzen Sie wahrscheinlich auch nicht nur von außen. Sie werden sehen: Eine Innenreinigung kann auch bei Ihnen wahre Wunder wirken. Aus der Natur kommen eine Vielzahl regelrechter Power-Pflanzen, die Sie mit ein paar Kenntnissen über Aussehen, Standort, Wirkungsweise und Zubereitung auch selbst sammeln und zubereiten können. So verknüpfen Sie mit der Teeherstellung gleich noch einen kleinen Streifzug durch Wald und Wiese. Vielleicht finden Sie ja Spaß daran.

Kräuter-Power: Ideal zum Entschlacken sind frischer Bärlauch und Brennnesseln. Petersilie entwässert, auch Löwenzahn und Gänseblümchen wird eine reinigende Wirkung nachgesagt.

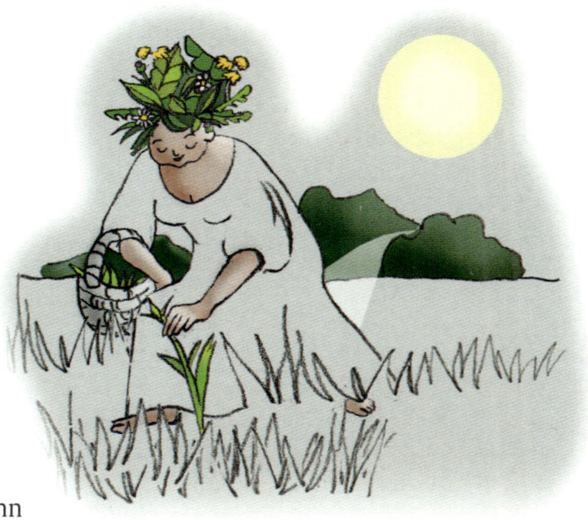

Ein regelrechter Dinosaurier unter den entwässernden Pflanzen ist der Ackerschachtelhalm. Dieses sehr alte Gewächs enthält Kieselsäure und Flavonoide, die harntreibend wirken. Als Tee zubereitet unterstützt der Ackerschachtelhalm die Harnwege bei der Bewältigung von Infekten. Auch bei Nierengrieß und zur Verbesserung der Wundheilung wird er eingesetzt.
Wollen Sie Ihrer Leber etwas Gutes tun, eignen sich Zubereitungen aus schwarzem Rettich, Tamarinde und großer Klette. Ausscheidungsprozesse lassen sich mit Ingwer, Mädesüß und Winterlinde unterstützen, und um Ihre Verdauung anzuregen, sind Fenchel, Ingwer und gelber Enzian eine gute Wahl.

Spargel: Er gehört zu den Klassikern, wenn von Entwässerung die Rede ist. Hauptwirkstoff des schmackhaften Gemüses ist die Aminosäure Asparagin. Sie bringt nicht nur die Nieren in Schwung, sondern Galle und Leber gleich mit. Dieser Wirkstoff ist es auch, den Sie nach dem Spargelverzehr beim Wasserlassen im Urin riechen können. Spargel kann aber noch mehr. Seine Beliebtheit verdankt er mitunter der Tatsache, dass er sehr kalorienarm ist, aber gleichzeitig über viele lebenswichtige Vitamine und Spurenelemente verfügt. Im Super-Gemüse finden sich unter anderem Calcium, Phosphor, Eisen, Kalium, Zink und die Vitamine A, C, E, B_1 und B_2. Spargel stärkt die Abwehrkräfte, beruhigt die Nerven und ist die ideale Diätmahlzeit schlechthin. Ob Sie dabei grünen oder weißen Spargel bevorzugen, ist reine Geschmackssache.

Mögen Sie Erdbeeren? Dann erlauben Sie sich, hemmungslos zu schlemmen. Diese kleine rote, verlockende Frucht hat es ebenfalls in sich. Sie wirkt harntreibend und kann bei häufigem Genuss sogar Harngrieß und Nierensteine austreiben. Sie enthält antibiotische Substanzen, Mineralstoffe, Spurenelemente, Enzyme und hilft gut bei Kopfschmerzen. Mit anderen Worten: Knigge hätte dieses Früchtchen als kleines Hilfsmittel für ganz großes Benehmen geliebt.

Königliche Sprossen

Spargel können Sie heute mit Messer und Gabel essen. Das Besteckverbot stammt noch aus der Zeit, als es keine rostfreien Messer und Gabeln gab. Wer will, darf aber auch heute noch die einzelne Stange mit der Gabel aufspießen und abbeißen. Spargel zu schneiden, dürfte allerdings deutlich eleganter aussehen.

Fasten

» Fasten ist die bewusste Entscheidung, über einen bestimmten Zeitraum auf feste Nahrungsmittel zu verzichten. In dieser Zeit ernährt sich der Körper von innen, das heißt von den körpereigenen Depots. Hört sich an, als würden Sie sich damit quälen, stimmt aber absolut nicht.

Wenn Sie eine Umfrage starten würden, warum Menschen fasten, bekämen Sie sicher die unterschiedlichsten Antworten. Es ist gut für die Gesundheit, entgiftet und entschlackt. Damit lässt sich das Gewicht reduzieren, und die Fastenzeit ist gut, um sich zu besinnen und zur Ruhe zu kommen. Egal, ob Sie aus spirituellen oder gesundheitlichen Motiven fasten, eindeutig ist der Effekt, den Sie damit erreichen: Gesteigertes Wohlbefinden, mehr Energie und Ausdauer sowie eine höhere Selbstzufriedenheit gehören häufig zu den positiven Auswirkungen. Doch was ist Fasten überhaupt?

Fasten als evolutionäres Programm

Fasten ist natürlich und selbstverständlich. Tiere tun es, unsere Vorfahren taten es und bei manchen Naturvölkern ist es auch heute noch Teil der Kultur. Wild lebende Tiere fressen sich Winterspeck an, um über die Runden zu kommen, wenn Nahrung knapp wird. Zugvögel fliegen Tausende von Kilometern, ohne zu fressen. Sind Tiere krank, ist Fasten eine der natürlichen Reaktionen darauf.

Auch bei den Menschen hat sich die Fähigkeit, körpereigene Nahrungsdepots anzulegen, schon früh entwickelt. Hier war das Ziel ebenfalls, schlechte Zeiten zu überstehen. Genau dieses Programm macht uns heute bei Diätplänen so oft einen Strich durch die Rechnung. Der Körper schaltet um auf Fastenprogramm, und der Stoffwechsel verlangsamt sich.

Fasten als Gesundheitsprogramm

Der griechische Arzt Hippokrates empfahl das Fasten als Heilmethode, die Mönche im Mittelalter setzten es therapeutisch gegen Krankheiten ein. Bei den Engländern ist es gar im täglichen Sprachgebrauch, denn ihr Frühstück heißt Breakfast, was nichts anderes heißt als Fastenbrechen. Heute gibt es viele Ansätze und Methoden, zu den bekanntesten gehört das Heilfasten nach Buchinger.

Fastentee

Sie brauchen jeweils 3 Teelöffel Löwenzahn, Pfefferminze und Brennnessel. Gießen Sie die Blätter mit 1 Liter kochendem Wasser auf und lassen Sie den Tee 5 Minuten ziehen.

So geht's: Fasten Sie nach der Buchinger-Methode, sind als Getränke Gemüsebrühe, Tee, Wasser und Obstsäfte erlaubt. Der Fastenwoche vorgeschaltet ist der Entlastungstag. Er dient dazu, Körper und Geist auf die Enthaltsamkeit einzustimmen. Machen Sie hier wahlweise einen Obst-, Reis- oder Kartoffeltag und verabschieden Sie sich von fester Nahrung. Beginnen Sie am ersten Tag mit der Darmentleerung und trinken Sie über den Tag verteilt Gemüsesäfte und -brühen, Obstsäfte und Fastentees. Wichtig ist immer ausreichend Flüssigkeit: drei Liter am Tag, noch besser sind vier Liter.

Während der nächsten fünf Tage starten Sie immer mit einem Fastentee, zur Mittagszeit trinken Sie Gemüsebrühe oder -saft und am Abend wählen Sie zwischen Obst-, Gemüse- und Teegetränken. Das Fastenbrechen wird am sechsten Tag mit leichter Ernährung eingeleitet. Essen Sie Obst, leichte Suppen, Joghurt und Knäckebrot. Sie ahnen nicht, wie gut Ihnen das schmecken wird und um wie vieles sensibler Ihre Geschmacksnerven werden. Steigern Sie die Nahrungszufuhr langsam über die nächsten Tage.

Das passiert im Körper: Folgt man Buchinger, ist es möglich, Krankheiten einfach »wegzufasten«. Dazu zählen Hautkrankheiten, Rheuma, Magen-Darm-Beschwerden, Bluthochdruck, Diabetes und Adipositas. Wie soll das funktionieren?

Durch das Fasten wird der Stoffwechsel umgestellt und der Körper zehrt von den vorhandenen Fettdepots. So schwindet das Fett, Cholesterin und Zucker im Blut werden reduziert, Harnsäure und Umweltgifte abgebaut. Treffen Sie bewusst die Entscheidung zu fasten, passiert noch etwas ganz Erstaunliches: Der Körper schüttet vermehrt Serotonin aus und sorgt so für Glücks- und Zufriedenheitsgefühle. Also überhaupt keine Spur von Griesgrämigkeit und übler Laune, wie sie oft bei Diäten und Hungerkuren auftreten? Nein, ganz im Gegenteil: Viele Fastende berichten geradezu euphorisch von ihren Erfahrungen: Innere Harmonie, Ausgeglichenheit, Energie, im Einklang mit sich selbst, Gelassenheit und Kreativität sind Begriffe, die oft genannt werden. Erstaunlich ist für viele Menschen auch die Erfahrung, über wie viel Zeit sie

Fastenzeit, Fastenneid

Rechnen Sie damit, dass nicht jeder Verständnis für Ihre Kur hat. So mancher kommt sich schwach und plump vor neben dem disziplinierten ätherischen Fastenwesen und versucht, Sie zu boykottieren. *»Handle weniger andern zu gefallen, als um Deine eigene Achtung nicht zu verscherzen«*, meint Knigge klug dazu.

plötzlich verfügen, wenn sie nicht ständig futtern. Die Sinne schärfen sich, Geschmäcker und Düfte werden deutlicher wahrgenommen als vorher.

Kritiker der Methode weisen darauf hin, dass der Organismus durch das Angreifen der eigenen Reserven geschwächt wird. Unbestritten ist, dass der Fastende gesund sein sollte, bevor er mit der Kur beginnt. Wer Medikamente einnimmt, sollte auf jeden Fall vorher seinen Arzt um Rat fragen. Kinder und Jugendliche, die noch im Wachstum sind, sollten gar nicht fasten.

Fasten als Wellness-Programm

Wenn Sie fasten möchten, ist es wichtig, dass Sie Ihrem Körper auch die nötige Ruhe verschaffen. Im Alltagsstress fällt es den meisten schwer, ihren geplanten Ablauf durchzuziehen – Frustration ist die Folge. Wenn Sie möchten und die Möglichkeit haben, nehmen Sie sich von der Arbeit frei und machen Sie sich das Geschenk, mal ganz mit sich zu sein. Nutzen Sie die Zeit zur Besinnung, Bestimmung und vielleicht sogar Neuausrichtung Ihrer Lebensgewohnheiten. Gönnen Sie sich, wenn möglich, diese eine Woche Auszeit und schärfen Sie Ihre Wahrnehmung dafür, was Ihr Körper zum Wohlfühlen und Regenerieren braucht. Kombinieren Sie Ihr Fastenprogramm mit Bewegungs- und Entspannungseinheiten, mit Bädern, guter Literatur und Musik, viel frischer Luft und all den Dingen, die Ihnen guttun.

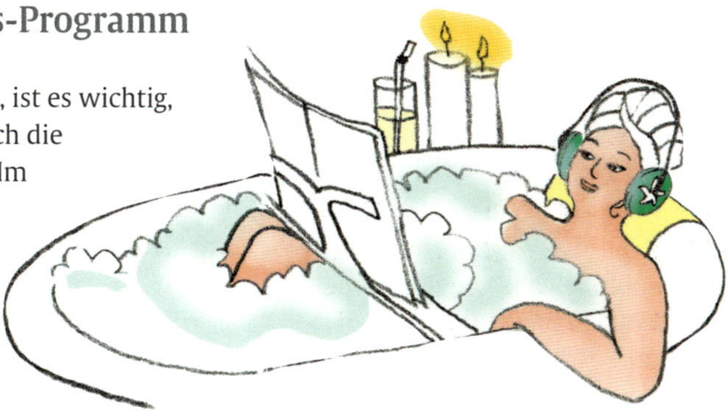

Übersäuerung erkennen

» Ausgeglichene Menschen strahlen aus, dass es ihnen gut geht. Im Gleichgewicht sollte nicht nur die Psyche, sondern auch der Säure-Basen-Haushalt sein. Das ist wichtig für den Stoffwechsel. Ist die Säurebelastung auf Dauer zu hoch, sind Beschwerden und Krankheiten die Folge. Was genau passiert im Körper, wie kommt es zur Übersäuerung und wie können Sie dem entgegenwirken? Hängen Sie zunehmend energielos, schlaff und müde in der Ecke, fühlen sich zu schwach, um die Laufschuhe auch nur zuzuschnüren, sind das vielleicht erste Anzeichen.

Sauer macht nicht immer lustig!

Säure-Basen-Haushalt meint das Wechselspiel beider Komponenten im menschlichen Organismus. Ziel ist die Balance zwischen Säuren und Basen, die man über die Nahrung aufnimmt und mit den Stoffwechselabfällen wieder ausscheidet. Bestimmt wird das Verhältnis mittels pH-Wert. Unser Blut ist leicht basisch und hat einen pH-Wert von 7,35 bis 7,45. Weil es ganz wichtig ist, dass dieser Wert konstant bleibt und keinen großen Schwankungen ausgesetzt ist, hat das Blut ein cleveres Puffersystem. So schießt nicht automatisch bei jeder Säurezufuhr der Wert nach oben. Die Säuren werden neutralisiert und ausgeschieden, entweder über die Nieren in Form von Harn oder über die Lungen als Kohlendioxid. Weg damit!

Eine Übersäuerung entsteht, wenn mehr Säure zugeführt wird, als der Körper neutralisieren und ausscheiden kann. Die Folge: Der Organismus gerät aus dem Gleichgewicht und arbeitet nicht mehr optimal. Überschüssige Säuren werden im Bindegewebe zurückgehalten, bis genügend basische Verbindungen im Blut vorhanden sind, um sie auszuscheiden. Tritt dieser Fall nicht ein, verbraucht der Körper hauseigene Bestände an Mineralien, um die Übersäuerung zu verhindern. Der Mineralstoffmangel führt zu Schmerzen und Bewegungseinschränkungen. Auch Cellulite, Osteoporose, Parodontose, Haarausfall, vermehrte Pilzinfektionen, Rheuma, Gicht und Arthrose können zu den Krankheitsbildern zählen.

Wie Sie sauer werden: So ein Organismus ist eine ziemlich komplizierte Sache. Alles, was wir zuführen oder mit ihm anstellen, hat eine Wirkung. Sauer wird man nicht von heute auf morgen. Es ist meist ein langjähriger Prozess, den man kaum wahrnimmt – jedenfalls solange keine Beschwerden auftreten. Speziell

Den eigenen pH-Wert messen

Sie können den Säuregrad Ihres Körpers im Urin mit einem pH-Teststreifen selbst ermitteln. Morgens ist der Wert normalerweise leicht sauer und beträgt zwischen 6,5 und 6,8, mittags ist er neutral und liegt bei 7, und abends sollte er leicht basisch und damit bei über 7 sein. Teststreifen erhalten Sie in der Apotheke. Aber: Der Wert im Urin ist nur eine grobe Orientierung, nur eine Laboruntersuchung gibt wirklich Aufschluss.

unsere Essgewohnheiten begünstigen die Übersäuerung und den Mineralstoffmangel.

Verhalten Sie sich Ihrem Körper gegenüber also nicht so, wie der Freiherr von Knigge einen schlechten Arzt beschreibt: *»Leute, die den Körper Ihres Patienten wie ihr Eigentum, wie ein Gefäß ansehen, in welches sie nach Willkür allerlei flüssige und trockne Materien schütten dürfen, um wahrzunehmen, welche Würkung durch den Streit dieser salzartigen, sauren und geistigen Dinge hervorgebracht wird, und wobei sie nichts wagen, als höchstens, dass – das Gefäß zugrunde geht.«*

Schütten Sie mehr Fleisch als Obst und Gemüse in das Gefäß? Dann gehören auch Sie zu dem überwiegenden Prozentsatz der Menschen aus Industrienationen, die durch Ihre Ernährung eine Übersäuerung begünstigen. Weitere Säurebildner sind Wurst, Käse, Fisch, Eier sowie Alkohol, Kaffee und schwarzer Tee.

Obst, Gemüse, Kartoffeln, Trockenfrüchte, Mineralwasser, Molke- und Sauermilchprodukte gehören dagegen zu den basischen Lebensmitteln. Die Empfehlung lautet deshalb: fünfmal am Tag Obst und Gemüse für Ihre Balance. Ach ja, auch mangelnde Bewegung und fehlende körperliche Aktivität im Freien, zu wenig Trinken und zu viel Stress machen Sie richtig sauer!

Wie Sie nicht sauer werden: Betrachten Sie das Gefäß, wie Knigge es nennt, nicht als Restmülltonne, sondern als Ihre Lieblingsschale, in die nur gute Dinge

Ausgleich schaffen

Ein durch den Verzehr von Fleisch entstandener Überschuss an Säure lässt sich durch Gemüse neutralisieren. So brauchen Sie entweder 250 Gramm Kohlrabi oder 400 Gramm Blumenkohl, um 200 Gramm Rindfleisch auszugleichen.

gefüllt werden dürfen. Ernähren Sie sich vorwiegend pflanzlich! Wenn Sie Sport treiben, wienern Sie das Gefäß auf Hochglanz, um im Bild zu bleiben. Körperliche Anstrengung und Bewegung an frischer Luft sorgen nämlich dafür, dass überschüssige Säuren über die Atemluft ausgeschieden werden.

Auch wenn Sie viel Flüssigkeit aufnehmen, wirkt sich das günstig auf die Bilanz aus. Die Nieren werden gründlich durchgespült und über die Haut gelangen mit dem Schweiß zusätzlich Säuren aus dem Körper. Gut geeignet hierfür sind auch Saunagänge. Durch das Schwitzen scheidet der Organismus vermehrt Schadstoffe aus, und die Entspannung verleiht Ihrer Seele Flügel.

Wenn Sie schnell »sauer« werden, probieren Sie es doch einmal mit Entspannungstechniken und positivem Denken. Auch mit herzhaftem Lachen bauen Sie Stress ab und verbessern gleichzeitig die Lungen- und Leberfunktion.

Innen sauber – außen schön

Kennen Sie den Spruch »Wahre Schönheit kommt von innen«? Darin steckt mehr Wahrheit, als Sie auf den ersten Blick vielleicht vermuten. Denn es besteht ein unmittelbarer Zusammenhang zwischen dem Zusammenspiel der Organe und unserem äußeren Erscheinungsbild. Arbeiten Leber und Niere nicht richtig, oder sind Funktionsabläufe gestört, sagt Ihnen das sehr wahrscheinlich früher oder später Ihr Spiegelbild.

Lernen Sie, die Zeichen zu deuten, und steuern Sie gegen – denn schließlich ist Ihr Aussehen Ihre Visitenkarte und auch Ihre ganz persönliche Anzeige für Wohlbefinden oder Wehwehchen. Legen Sie Wert darauf und helfen Sie zur Not mal mit ein paar kleinen Tricks nach. Sie werden sehen: Ihr frisches Aussehen kommt bei anderen gut an und gibt Ihnen die Sicherheit, dass es Ihnen auch gut geht.

Schau mir in die Augen!

» Strahlende Augen sind ein Zeichen von Gesundheit und Lebensfreude. Doch manchmal fehlt genau dieser Glanz, der andere dazu bringt, Ihnen tief in die Augen schauen zu wollen. Gründe dafür gibt es viele: Zu wenig Schlaf, zu viel Alkohol, schlechte Ernährungsgewohnheiten oder auch eine Krankheit lassen schlapp und übernächtigt aussehen.

In der Traditionellen Chinesischen Medizin gelten die Augen als Öffnungen der Leber. Man geht davon aus, dass Krankheitssymptome an den Augen auf Probleme der Leber hindeuten. Das Gleiche gilt für die Nieren, die ebenfalls in Verbindung mit den Augen stehen. Leber- und Nierenprobleme zeigen sich an trockenen Augen, Rötungen und unklarem Sehen. Es gilt: Ist der Blick getrübt, ohne dass eine Augenerkrankung vorliegt, bitte mal an Leber und Nieren denken und in den Schongang schalten!

Auch die europäische Schulmedizin kennt diesen Zusammenhang. So zeigen sich bestimmte Organerkrankungen an einer Veränderung der Augen. Patienten beispielsweise, die an Morbus Wilson leiden, haben oft eine grünlich braune Verfärbung am Rand der Hornhaut, was auf einen erhöhten Kupferspiegel in den Organen hindeutet. Ständig geschwollene Augen können ein Zeichen für Funktionsstörungen der Niere sein, sehen die Augen gelblich aus, weisen sie auf Gelbsucht hin.
Ringe unter den Augen gehören mit zu den typischen Anzeichen bei Übersäuerung.

Irisdiagnostik: Auch die Irisdiagnostik beschäftigt sich mit dem Aussehen der Augen. Hier zieht man aus Farbe, Beschaffenheit und Aussehen der Regenbogenhaut Rückschlüsse auf den körperlichen und seelischen Zustand des Menschen. Die Iris wird dazu in Segmen-

Mogeln Sie Augenringe weg

Greifen Sie zur schnellen Hilfe aus dem Kühlschrank. Schneiden Sie dünne Scheiben von einer Gurke ab und legen Sie sie auf die Augen. Durch den Kühleffekt ziehen sich die Blutgefäße zusammen, und die enthaltenen Vitamine pflegen die dünne Haut an den Augen. Maximal 20 Minuten warten, abnehmen und schon sind die Augenringe heller geworden oder gar ganz verschwunden. Voilà!

te unterteilt, denen bestimmte Organe zugeordnet sind. So sollen Lebererkrankungen auf der Position acht Uhr und Gallenprobleme bei Viertel vor acht auszumachen sein. Der Schulmedizin zufolge handelt es sich hierbei aber nicht um ein wissenschaftlich erwiesenes Verfahren.

Haarig

» Auch die Haare leiden, wenn der Körper übersäuert. Stumpfes, glanzloses Aussehen, frühes Ergrauen und sogar Haarausfall – ein echtes Horrorszenario. Doch was ist der Grund dafür?

Um die Säuren im Körper zu neutralisieren, werden basenbildende Mineralstoffe aus den körpereigenen Depots aufgebraucht. Die Wichtigkeit für die Körperfunktion bestimmt die Reihenfolge der Depots, die zuerst angegriffen werden. Und da die Haare, besser, der Haarboden keine lebenswichtige Rolle spielen, wird hier zuerst Raubbau betrieben. Nach und nach werden Mineralien entzogen, die Haare werden grau, brüchig und fallen schließlich ganz aus.

Hauptsache Haut

» Eine ständige Übersäuerung des Körpers zeigt sich auch an der Haut. Haben Sie oft kalte Hände und Füße, wirkt Ihre Haut fahl? Neigen Sie zu Entzündungen, bekommen Sie leicht Mitesser und Pickel, oder haben Sie Neurodermitis? Dann sollten Sie Ihren Säure-Basen-Haushalt überprüfen, denn das können Anzeichen für ein Ungleichgewicht sein. Fühlen Sie sich zudem abgespannt und müde? Hatten Sie in letzter Zeit viel Stress und haben wenig auf Ihre Ernährung geachtet? Nun, das sieht man Ihrem Teint an. Doch statt tubenweise Make-up zu verwenden, sollten Sie lieber den Säuren den Kampf ansagen.
Klar, die Gurkenmaske sorgt für einen strahlenden Teint. Wenn Sie Obst und Gemüse essen, ist das allerdings die Schönheitskur von innen. Wenn Sie öfter Pusteln oder schuppige Haut haben, greifen Sie zu Käse, Quark, Lachs und

Basisches Bad

Eine Wohltat und schnelle Unterstützung für einen übersäuerten Körper bieten basische Bäder. Der Körper kann Säuren besser ausscheiden und nimmt gleichzeitig Mineralstoffe auf. Die Badezusätze erhalten Sie in der Apotheke oder im Fachhandel.

Vollkornprodukten. Diese Lebensmittel enthalten die Vitamine B_2 und B_6, deren Mangel das Problem häufig verursacht. Bei Pickeln helfen Omega-3-Fettsäuren. Sie sind reichlich in Makrele, Hering und Thunfisch enthalten sowie in Weizenkeimen und Leinsamen. Wie wäre es mal mit einer beruhigenden Gesichtsmaske aus Weizenkeimen?

Nutzen tut das jedoch alles nichts, wenn Sie zu wenig trinken. Dann wird die Haut trocken, Falten bilden sich und werden tiefer, Sie wirken erschöpft. Greifen Sie deshalb regelmäßig zur Wasserflasche und versorgen Sie Ihre Haut mit reichlich Feuchtigkeit von innen. Kräutertees bieten sich ebenso an wie grüner Tee, der zudem eine Menge Antioxidanzien enthält.

Ein Hauch von Frische

» Mundgeruch gehört immer noch zu den Tabus in unserer Gesellschaft. Dabei soll einer Studie zufolge jeder vierte Deutsche darunter leiden. Dieses lästige und peinliche Problem ist eine Störung des Bakteriengleichgewichts und kann sogar auf bestimmte Krankheiten hinweisen. Magen-Darm-Erkrankungen gehören genauso dazu wie Diabetes oder chronische Entzündungen der Nasennebenhöhlen. »Na, dann kann ja keiner etwas dafür, und andere müssen damit leben«, denken Sie? Bitte nicht! Hören Sie lieber auf Knigge: *»Im Äußern soll man alles entfernen, was zurückscheuchen könnte.«* Scheuchen Sie üblen Atem zurück statt Ihre Mitmenschen. In 85 % aller Fälle lässt sich das Problem mit Mundpflege beheben.

Wenn Sie Ihren Körper entgiften und entschlacken, kommt es häufig zu einem pelzigen Belag auf der Zunge und zu Mundgeruch. Das liegt daran, dass der Körper Giftstoffe nicht nur über Leber und Niere ausscheidet, sondern auch über die Haut und die Atemwege. Achten Sie deshalb beim Fasten auf Ihre Mundhygiene.

Mundpflege: Putzen Sie sich mindestens zweimal täglich die Zähne, noch besser ist, die Zähne nach jeder Mahlzeit zu reinigen. Ist das nicht möglich, weil Sie viel unterwegs sind, greifen Sie auf Zahnpflegekaugummis zurück. Als Notlösung sind die durchaus okay. Verwenden Sie Zahnseide und einen speziellen Zungenschaber, da sich viele Bakterien direkt auf der Zunge ansammeln.

Mit ungepflegten Zähnen machen Sie garantiert keine Karriere. In keinem Beruf und in keiner Position. Schief, kaputt und verfärbt sind Ihre Kauwerkzeuge ein grauslicher Anblick, den Sie anderen besser ersparen. Gehen Sie deshalb regelmäßig zum Zahnarzt, um Ihre Zähne überprüfen zu lassen. Denn ein schlechtes Gebiss kann ebenfalls Mundgeruch verursachen. Wichtig ist auch, zweimal jährlich eine professionelle Zahnreinigung durchführen zu lassen. Belege werden dabei gründlich entfernt, und auf einem polierten Zahn lässt sich neuer Belag besser beseitigen. Die Zähne werden seltener krank, und Sie profitieren lange von einem strahlenden Lächeln.

Dicke Luft vermeiden! Mundgeruch kann auch ein Hinweis darauf sein, dass Ihr Körper sauer ist. Na ja, und dass der Genuss bestimmter Lebensmittel zum Müffeln führen kann, ist sowieso klar. Essen Sie gerne Knoblauch, fürchten jedoch den unangenehmen Atem danach? Dann greifen Sie auf Bärlauch zurück. Er hat ein ähnliches Aroma, wirkt sich aber nicht auf den Atemgeruch aus. Er gehört momentan zu den absoluten Trendkräutern und ist deshalb auf dem Wochenmarkt oder teilweise auch in Supermärkten erhältlich. Wenn Sie sicher sind, ihn nicht mit Maiglöckchen oder Herbstzeitlosen (Vorsicht, Giftpflanzen!) zu verwechseln, können Sie ihn auch selbst im Wald sammeln. Beste Erntezeit ist vor der Blüte im März.

Neben der Eigenschaft, eine gute Knoblauchalternative zu sein, bietet Bärlauch viel Vitamin C und die Mineralstoffe Magnesium und Eisen. Er regt die Verdauung an und wirkt antibakteriell, weshalb er gern bei Erkältungskrankheiten eingesetzt wird. Zudem wirkt er Arterienverkalkung und erhöhtem Blutdruck

Frischer Atem kommt besser

Nehmen Sie Rücksicht auf Ihre Mitmenschen. Vermeiden Sie vor wichtigen Terminen und Verabredungen den Genuss von Lebens- und Genussmitteln, die zu schlechtem Atem führen. Dazu zählen: Zwiebeln, Knoblauch, Rettich, Sekt, Nikotin, aber auch Kaffee.

entgegen. Eine echte Powerpflanze, die auch noch Ihren Säure-Basen-Haushalt in Balance bringt.

Basische Ernährung hilft mit viel gutem Wasser gegen schlechten Atem. Die Speichelproduktion wird angeregt, und mit der desinfizierenden Wirkung des Speichels haben die Bakterien einen schweren Stand. Bewährt haben sich dabei auch Kaugummis. Nehmen Sie aber lieber die zuckerfreie Variante – Ihren Zähnen und Ihrer Figur zuliebe.

KÖNNEN SIE KNIGGE? – LÖSUNGEN

Betriebsfeier: Im dienstlichen Umfeld sollten Sie sich auf jeden Fall mit Alkohol zurückhalten, wenn Sie nicht als Säufer dastehen wollen. Dies gilt erst recht während der Arbeitszeit. Schließlich sollen Sie hinterher noch leistungsfähig sein.

Fastenzeit: Dass Sie die Fastenregeln befolgen, wird von Ihnen nicht erwartet. Es ist aber ein Zeichen der Höflichkeit und des Respekts gegenüber Ihren Gastgebern, wenn Sie am Tag in der Öffentlichkeit nicht rauchen, essen oder Alkohol trinken.

Schweißfüße: Reden Sie mit Ihrem Kollegen unter vier Augen und gehen Sie dabei möglichst sensibel vor. Manche Menschen haben sich so an den eigenen Geruch gewöhnt, dass es Ihnen gar nicht auffällt, wenn sie müffeln. Zeigen Sie Verständnis und helfen Sie mit konstruktiven Tipps. Das Gespräch sollte kurz sein, damit der Betroffene nicht lange der peinlichen Situation ausgesetzt ist.

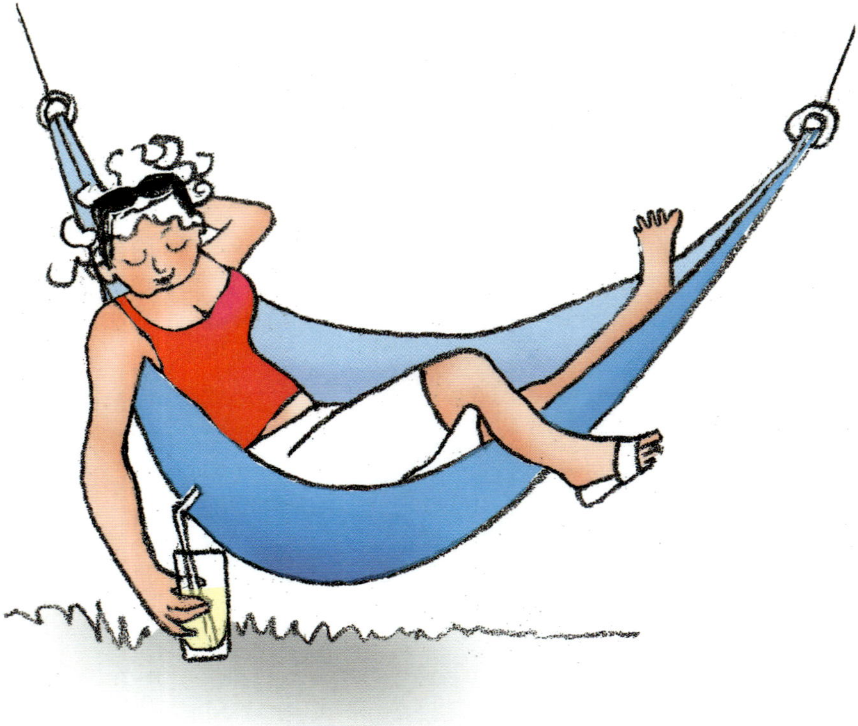

Stressmanagement

Was gutes Benehmen mit der Seele zu tun hat

»Hüte Dich vor den eingebildeten Leiden des Leibes und der Seele. Laß Dich nicht gleich niederbeugen von jedem widrigen Vorfalle, von jeder körperlichen Unbehaglichkeit. Fasse Mut! Sei getrost! Alles in der Welt geht vorüber.«

Regeneration ist für den Körper genauso wichtig wie für den Geist. Gönnen Sie sich nach anstrengenden Phasen ganz bewusst eine Auszeit und lassen Sie ruhig einmal die Seele baumeln. Auch das will gelernt sein.

KÖNNEN SIE KNIGGE?

Es ist wissenschaftlich erwiesen, dass ein Mittagsschlaf die Kreativität fördert.	Darf ich im Büro ein Nickerchen halten?
Wenn im Büro in der wöchentlichen Besprechung neue Aufgaben verteilt werden, lehne ich die Übernahme immer ab. Schließlich will ich mich nicht überfordern und auf meine Gesundheit achten.	Ist doch gut, oder?
Wenn ich bei der Arbeit Stress habe, passiert es schon mal, dass ich einen Auszubildenden barsch abfertige, der gerade dann mit einer Frage kommt.	Das muss er doch verstehen, oder?

Versöhnungsgeschenke

Nach viel Stress und Arbeit hat sich Ihr Körper eine Belohnung verdient. Verwöhnen Sie ihn mit einem entspannten Wochenende oder einem Kurzurlaub, mit ruhigen Abenden und vor allem mit einer Portion erfrischendem Schlaf. Schalten Sie ganz bewusst einen Gang zurück und sorgen Sie so dafür, dass Sie leistungsfähig, gut gelaunt und gesund bleiben. Kleiner Trick: Tragen Sie sich Entspannungstage in Ihren Kalender ein, wenn Sie absehen können, wann anstrengende Phasen vor Ihnen liegen und wann diese voraussichtlich vorbei sind.

Immer auf Hochtouren?

» Gehören Sie zu den Menschen, die aktiv durchs Leben gehen, einen guten Job machen, Kinder und Karriere scheinbar locker unter einen Hut bringen und deren Haushalt trotzdem wie geleckt aussieht? Wenn Sie dann auch noch zufrieden mit Ihrer Leistung und sich selbst sind und den Feierabend ganz entspannt genießen können, verraten Sie Ihren Freunden, wie Sie das schaffen.

Bei den meisten Menschen sieht die Wirklichkeit nämlich anders aus. Schon morgens beginnt der Stress, damit alle rechtzeitig aus dem Haus, zur Arbeit oder in die Schule kommen. Im Büro gibt es ein anstrengendes Projekt mit einem viel zu engen Zeitplan, der Ärger über den unzuverlässigen Kollegen kocht immer wieder hoch, nebenbei müssen Sie die Fahrgelegenheiten der Kinder zu deren Nachmittagsaktivitäten telefonisch regeln, die Handwerker bestellen, die Einkaufsliste machen und die Fragen neuer Mitarbeiter beantworten.

Dabei immer schön freundlich bleiben, abends die Kinder abholen, den Einkauf nicht vergessen, Hausaufgaben kontrollieren, das Abendbrot machen, das Meeting für den nächsten Tag vorbereiten, die Kinder ins Bett bringen, vorlesen, Küche und Haus aufräumen und schließlich endlich selbst ins Bett fallen. Jetzt bloß schnell einschlafen, von hundert auf null schalten, denn die Nacht ist kurz. Puh! So ein Tagesablauf ist für viele Menschen der normale Alltag. Und häufig wird er als stressig und überfordernd erlebt. Doch was ist Stress eigentlich und wie lässt er sich vermeiden?

Positiver und negativer Stress

» Wann hatten Sie das letzte Mal Stress? Letzte Woche, gestern, vor fünf Minuten? Mit Sicherheit erinnern Sie sich daran. Jeder kennt Stress und jeder hat ihn. Denn er ist die natürliche Reaktion des Körpers auf Druck, Spannung oder auch Veränderung. Dabei ist Stress nicht gleich Stress.

Eustress: Er macht unser Leben spannender und interessanter. Die Auswirkungen auf den Körper sind positiv,

Volksphänomen Stress

Jeder zweite Deutsche fühlt sich gestresst. Die Weltgesundheitsorganisation WHO spricht in diesem Zusammenhang bereits von der größten Gesundheitsgefahr des 21. Jahrhunderts. Die gute Nachricht: Öfter als Sie denken, bestimmen Sie selbst, wie viel Sie sich zumuten wollen. Tun Sie etwas für Ihre Gesundheit und machen Sie auch mal Pause.

diese Form der Anspannung bringt uns voran und steigert unsere Leistungsfähigkeit. Wir sind energiegeladen, hoch motiviert und wirken auf andere mitreißend und unglaublich präsent. Die Arbeit geht uns leicht von der Hand, wir schaffen mehr und die Ergebnisse können sich auch noch sehen lassen.

Distress: Dieser dagegen macht auf Dauer krank. Wir leiden unter der Situation, neigen vermehrt zu Unfällen, Konzentration und Leistung lassen stark nach. Die Auslöser dafür können ganz unterschiedlich sein: ständige Über- oder Unterforderung, Lärm, Dreck, häufiger Ärger, Armut, Tod, Kündigung, Einsamkeit, Neid, zu hohe Ansprüche an sich selbst, Schuldgefühle, Zeitdruck und vieles mehr.

Krankmacher Stress

Bestehen über einen längeren Zeitraum hinweg Belastungen, die Sie als negativ empfinden, reagiert der Körper zuerst mit Symptomen, und wenn das alles nicht hilft, mit Krankheit. Deuten Sie die Hinweise Ihres Körpers rechtzeitig und versuchen Sie, die Anspannung zu reduzieren. Es wäre sträflich schlechtes Benehmen Ihrem wertvollen Körper und Ihrer kostbaren Seele gegenüber, erste Hinweise zu ignorieren.

Die ersten Anzeichen für Stress sind unter anderem Schlafstörungen, Verspannungen in Nacken und Rücken, innere Unruhe, Antriebslosigkeit, Kopf- und Magenschmerzen sowie mangelnde Konzentrationsfähigkeit. Anhaltender negativer Stress schwächt das Immunsystem und führt zu erhöhtem Blutdruck und Blutzucker. Spätestens jetzt gilt: Wer nicht hören will, muss fühlen. Diabetes und Herzerkrankungen, Magengeschwüre, Tinnitus, Impotenz und das Burn-out-Syndrom gehören zu den häufigsten Stresserkrankungen. Aber so weit werden Sie es doch wohl nicht kommen lassen!

Einen Gang runterschalten

Doch jeder Mensch reagiert auf die Anforderungen des täglichen Lebens anders. Was bei dem einen Stress auslöst, perlt an dem anderen einfach ab. Entscheidend dafür sind die innere Einstellung und die subjektive Bewertung der jeweiligen Situation. Regen Sie sich im Stau auf, weil es nicht weitergeht, oder nutzen Sie die geschenkte Zeit für ein nettes Hörbuch? Stress ist oft hausgemacht, und Sie haben es letztendlich in der Hand, für sich selbst eine sinnvolle Balance zwischen Anspannung und Entspannung zu finden.

Lassen Sie sich dabei nicht davon irritieren, dass es heute schon fast zum guten Ton gehört, gestresst zu sein. Mütter sind gestresst, Manager sowieso, Hausfrauen, Kinder und inzwischen auch Rentner. Wer nicht ständig darüber klagt, viel zu viel zu tun zu haben, ist im Job wohl nur ein kleines Rädchen, hat zu wenig Freunde oder keine Interessen. Das Phänomen an sich ist kein unbekanntes. Aber: Gestresst bedeutet nicht automatisch interessant.

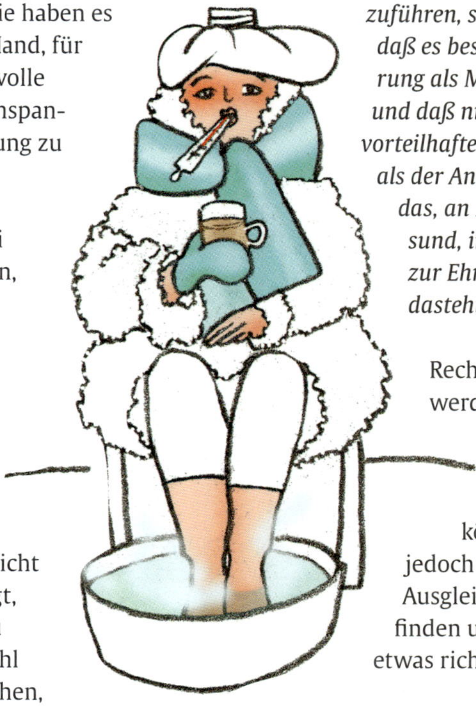

Schon Knigge konnte davon berichten: *»Auch gibt es Menschen, die dadurch Interesse zu erwecken glauben, daß sie sich kränklich stellen ... Man suche solche Leute von ihrer Albernheit zurückzuführen, sie zu überzeugen, daß es besser sei, Bewundrung als Mitleiden zu erregen, und daß nichts so allgemein vorteilhafte Eindrücke mache, als der Anblick eines Wesens, das, an Leib und Seele gesund, in seiner vollen Kraft zur Ehre der Schöpfung dasteht!«*

Recht hat er! Klar, Sie werden Stress nicht immer und nicht vollständig vermeiden können. Achten Sie jedoch darauf, einen Ausgleich für sich zu finden und gönnen Sie sich etwas richtig Schönes.

Wohltaten gegen Stress

Erinnern Sie sich, wie dieses Kapitel heißt? Genau: Versöhnungsgeschenke. Sie brauchen meist gar nicht tief in die Tasche zu greifen, um für Wohltaten zu sorgen, um es wieder gutzumachen, wenn Sie es an kniggetauglichem Verhalten haben fehlen lassen. Hier ein paar Anregungen:

Rausgehen: Gehen Sie mal wieder im Wald oder am Wasser spazieren. Atmen Sie tief durch. Schon 30 Minuten reichen aus, um den Stresslevel zu senken; wirkt auch bei Kindern mit ADHS. Sie werden ruhiger und können sich besser konzentrieren.

Entspannungstechniken: Lernen Sie Methoden, sich körperlich zu entspannen. Ob autogenes Training, Yoga oder Meditation, ist dabei nicht wichtig. Vielleicht versuchen Sie es auch einmal mit entspannender Musik. Erlaubt ist, was gefällt und funktioniert.

Umgeben Sie sich mit Freunden: Vertraute Menschen verstehen uns meist auch ohne große Worte. Sie verzeihen unser Jammern und bauen uns wieder auf, wenn wir es brauchen. Erinnern Sie sich mal daran, wie herrlich es war, als Sie sich mit Ihren besten Freunden das letzte Mal vor Lachen ausgeschüttet haben. Die Gesellschaft lenkt ab und bringt Sie auf andere Gedanken.

Treiben Sie Sport: Es gibt kaum etwas, was so schnell Stress abbauen kann wie Bewegung. Powern Sie sich so richtig aus, lassen Sie Ihren Ärger auf der Strecke und fühlen Sie sich hinterher rundherum wohl. Und schlafen werden Sie auch besser.

Es nehmen, wie es ist. Ewig über Dinge zu lamentieren und zu grübeln, die Sie nicht ändern können, wird Ihre Laune nicht verbessern und bringt Sie vermutlich nur um den Nachtschlaf. Entscheiden Sie einmal, ob Sie etwas ändern können, und tun es, wenn möglich.

Gegen den Trend

Machen Sie das Experiment: Wenn Ihnen das nächste Mal jemand erzählt, dass er sooo viel zu tun hat, vor lauter Verabredungen gar nicht weiß, wo ihm der Kopf steht, dann antworten Sie ganz gelassen: »Ja, bei mir ist auch gerade einiges los, aber ich habe das gut im Griff.« Sie werden sich viel besser fühlen, als würden Sie in das Gezeter einstimmen, und können sich obendrein über das dumme Gesicht freuen.

Ab in den Kurs!
Nehmen Sie sich die Zeit und erlernen Sie in einem Kurs Ihre Lieblingstechnik, um entspannen zu können. Schon während der Übungsstunden mit »Leidensgenossen« werden Sie abschalten. Wenn Sie's richtig draufhaben, können Sie die Methode jederzeit zwischendurch in Ihren Alltag einbauen.

Haben Sie auf eine Situation aber keinen Einfluss, dann nehmen Sie sie hin und richten Sie Ihr Augenmerk verstärkt auf Dinge, die Ihnen Freude bereiten.

Lachen Sie laut: Erwachsene lachen viel zu wenig. Nehmen Sie sich ein Beispiel an Kindern, die viel und herzhaft lachen. Lachen macht glücklich und stärkt das Immunsystem. Und wenn Ihnen so gar nicht lustig zumute ist, dann lächeln Sie wenigstens. Sie werden staunen, was mit Ihnen passiert, wenn Sie ein Lächeln auf das sorgenfaltige Gesicht zaubern. Probieren Sie es aus, am besten gleich!

Setzen Sie Prioritäten: Sie müssen nicht alles machen, nicht alles heute, nicht alles perfekt und nicht für jeden. Fragen Sie sich, bevor Sie eine Aufgabe übernehmen, ob Sie das wollen, ob es in Ihren Zeitplan passt, worauf Sie dafür verzichten müssen. Was wären die Konsequenzen, wenn Sie ablehnen? Sie werden feststellen: Die meisten Dinge sind nicht halb so wichtig, wie sie auf den ersten Blick erscheinen.

Kuscheln Sie: Legen Sie mal wieder eine Schmusestunde mit dem Partner oder den Kindern ein. Dabei wird das Hormon Oxytocin ausgeschüttet, das gegen Stress abschirmt – und glücklich machen Zärtlichkeiten obendrein.

Auftanken nicht vergessen

» Erholte Menschen sind kreativer als ihre unausgeschlafenen Kollegen, sie zeigen mehr Initiative und sind darüber hinaus auch noch hilfsbereit. Zu diesem Ergebnis kam eine Studie der Universität Mainz. Nehmen Sie sich daran ruhig ein Beispiel. Es nützt nämlich niemandem etwas, wenn Sie jeden Tag bis 22 Uhr im

Büro schuften. Dem Arbeitgeber nicht, denn die Fehlerhäufigkeit steigt und die Konzentration nimmt ab, je müder Sie sind. Den Kollegen nicht, denn Ihre schlechte Laune ist mit Fortschreiten des Zustandes garantiert. Und Ihnen erst recht nicht, denn Sie erhöhen mit diesem Verhalten Ihr Risiko, zu erkranken.

Wer immer noch glaubt, besonders tüchtig und wichtig zu sein, wenn er möglichst lange arbeitet, befindet sich auf dem Holzweg. Erstens bekommt es außer der Putzfrau niemand mit, ob Sie noch im Büro hocken und zweitens wird es Ihnen eher als ein Zeichen mangelnden Zeitmanagements ausgelegt, dass Sie so lange für die Arbeit brauchen. Und wenn es wirklich viel zu viel Arbeit ist, liegt es vermutlich daran, dass Sie nicht nein sagen können. Aber auch delegieren und richtig einschätzen, wie viel man selbst bewältigt, sind wichtige Karrierevoraussetzungen.

Mut zum Nein: Achten Sie lieber auf Qualität, lehnen Sie Aufgaben auch ruhig einmal ab oder geben Sie sie weiter. Ganz wichtig: Tragen Sie keine Arbeit mit in den Feierabend oder das Wochenende. Denn damit machen Sie sich nicht etwa unentbehrlich, sondern tragen nur dazu bei, dass Sie niemals abschalten. Doch Erholung ist wichtig, damit das Immunsystem auf die Füße kommt, damit Nervenenden wieder in die Ruheposition finden. Nicht nur Ihre Gesundheit wird es Ihnen danken, sondern auch Ihre Familie, die endlich wieder Ihr Gesicht zu sehen bekommt statt der geschlossenen Tür des Arbeitszimmers.

Freizeit

Die klare Trennung von Arbeit und Freizeit ist nicht selbstverständlich. War es zu Zeiten der Industrialisierung noch durchaus üblich, bis zu 16 Stunden am Tag zu arbeiten, sank die Arbeitszeit Anfang des 20. Jahrhunderts kontinuierlich bis auf maximal acht Stunden täglich. Sodass galt: acht Stunden arbeiten, acht Stunden schlafen, acht Stunden leben. Freizeit sollte damals vor allem der Regeneration dienen. Heute erfüllt sie zunehmend mehr Funktionen: Sie dient der Pflege sozialer Kontakte, der Weiterbildung und Selbstverwirklichung. Alles Aspekte, die uns verlorene Energie zurückgeben, die uns auftanken lassen. Die Ansprüche an die Freizeit sind bis heute stark gestiegen. Der Druck wächst enorm, sie sinnvoll zu nutzen. Schon macht das Wort vom Freizeitstress die Runde.

Versuchen Sie, Freizeit als das zu betrachten, was sie ursprünglich einmal war: freie Zeit. Verplanen Sie nicht jede Minute, sondern lassen Sie sich ruhig auch mal ein wenig treiben. Bleiben Sie offen für das, was Ihnen dann begegnet. Verlieren Sie die Regeneration bitte nicht aus den Augen, weil Sie denken, das sei ein Relikt von früher. Um sich zu erholen, ist es eher kontraproduktiv, ständig in Aktion zu sein. Warum nicht einfach mal auf dem Rücken in einer Wiese liegen und die Wolken betrachten?

»Wer täglich herumrennt, wird fremd in seinem eignen Hause; wer immer in Zerstreuungen lebt, wird fremd in seinem eignen Herzen … und ist verlegen, wenn er sich einmal mit sich selber allein befindet«, meinte Knigge sehr weise zu dem Thema. Andauernde Ablenkung von sich selbst kann auf Dauer genauso wie ein anstrengender Job stressen. Tun Sie sich selbst etwas Gutes, machen Sie langsamer und lernen Sie die Kunst des Müßiggangs neu.

Urlaub

Für fast alle ist es die schönste Zeit des Jahres. Die Vorfreude ist groß, die Erwartungen sind hoch – und die Enttäuschung unter Umständen riesig, wenn alles nicht so läuft und wird, wie es geplant war. Nicht umsonst kommt es gerade im Urlaub zwischen Paaren oft zum Streit, manchmal sogar zur Trennung. Leider stimmen hohe Erwartungen nämlich selten überein. *»Überhaupt rate ich, um glücklich zu leben und andre glücklich zu machen, in dieser Welt so wenig als möglich zu erwarten und zu fordern.«* Beherzigen Sie diesen Rat von Knigge – nicht nur im Urlaub!

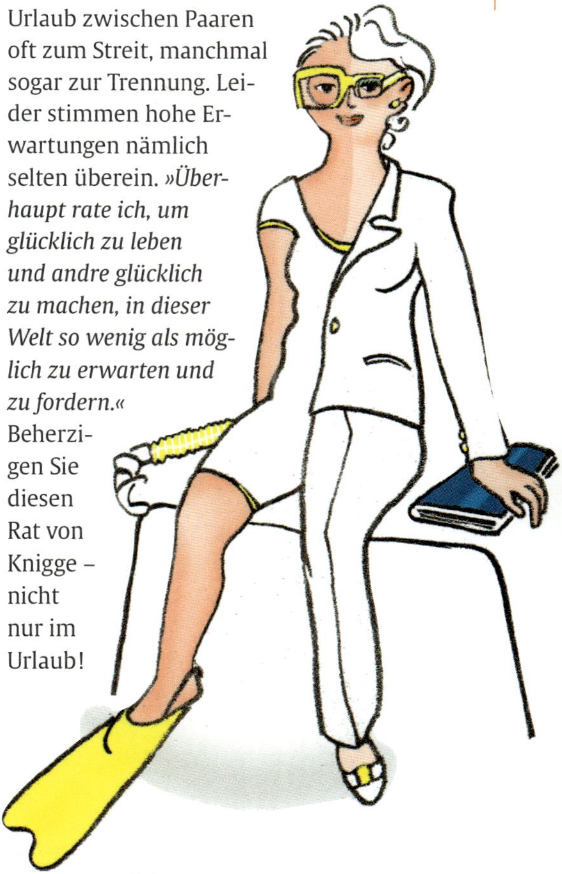

Oft beginnt der Stress schon vor den Ferien. Da sind die Sachen für eine vierköpfige Familie zu packen, die Kinder brauchen noch neue Badelatschen, die Impfpässe und der Sprachführer müssen noch gesucht werden, das Auto soll noch in die Inspektion und im

Nachwirkung

Urlaub ist gerade für erschöpfte Menschen wichtig und sollte mindestens drei Wochen dauern. Eine Woche braucht es in der Regel, um abzuschalten, erst danach beginnt die Erholung. Umso bedauerlicher, dass Urlaub nur maximal vier Wochen nachwirkt.

Büro sind noch etliche Überstunden zu leisten, damit der Schreibtisch möglichst leer zurückbleibt. Wenn dann auf der Hinfahrt die Autobahn verstopft ist, das Hotel nicht so schön wie im Prospekt dargestellt, das Wetter nicht mitspielt und die Kinder quengeln, weil ihnen langweilig ist oder sie nicht am Kulturprogramm teilnehmen wollen, dann rast der Puls, statt dass die Seele baumelt – und von der dringend benötigten Erholung ist keine Spur mehr.

Gehen Sie es relaxt an: Tun Sie sich das nicht an! Planen Sie die Ferien rechtzeitig, stellen Sie das Nötige schon im Vorfeld zusammen und kaufen ein, was noch fehlt. Überlegen Sie in Ruhe, welche Bedürfnisse jeder Mitreisende hat. Bloß weil alle Kollegen tolle Fernreisen unternehmen, muss das nicht zwangsläufig auch etwas für Sie sein. Wenn Sie zum Beispiel keine Hitze vertragen, aber trotzdem im Sommer nach Marokko fliegen, weil das total angesagt ist, handeln Sie gegen Ihren Körper und Ihre Seele und riskieren einen Kreislaufzusammenbruch. Die Kinder wollen vielleicht lieber einfach nur an den Strand oder auf den Bauernhof, und Ihr Partner will endlich mal ausschlafen und in Ruhe ein Buch zu Ende lesen. Dafür müssen Sie nicht Tausende von Kilometern fliegen.

Trennen Sie sich von allzu hohen Ansprüchen und Erwartungen. Finden Sie besser heraus, wonach Ihnen und Ihrem Körper wirklich der Sinn steht. Und dann tun Sie es. Auch ein guter Tipp: Nehmen Sie einen Tag frei für die Vorbereitungen. So kann Ihr System gemütlich von Hochleistung auf Abschalten herunterfahren, und Sie können in Ruhe packen.

Urlaub zu Hause: Selbstverständlich können Sie sich auch einfach zu Hause erholen. Unter Umständen sogar besser, als wenn Sie erst verreisen müssten. Werkeln Sie gerne am Haus oder im Garten? Wollten Sie schon immer mal in Ruhe ein paar Museen in Ihrer Stadt besuchen, Ausflüge in die Umgebung machen, zu denen Sie sonst nie kommen, oder Freunde besuchen, die Sie länger nicht gesehen haben? Dann nichts wie los! Entdecken Sie Ihre Umgebung neu und machen Sie kleine Tagesurlaube. Wenn Sie eine Familie haben, in der die unterschiedlichsten Interessen zu finden sind, darf jeden Tag eine Person vorschlagen, was gemacht wird. Genießen Sie es, dass nicht immer Sie entscheiden müssen und lassen Sie sich von den Wünschen der anderen überraschen.

Neue Impulse und Eindrücke halten den Geist wach, das haben Untersuchungen ganz klar gezeigt. Sie schalten perfekt ab und beugen auch noch altersbedingter Vergesslichkeit vor. Doch auch hier gilt: Weniger ist oft mehr. Überfordern Sie sich nicht und legen Sie auch mal einen Ruhetag ein.

Kurztrips: Sie bekommen gar nicht drei Wochen Urlaub am Stück oder können sich das nicht leisten? Okay, so ganz ideal ist das nicht. Es liegt aber an Ihnen, möglichst viel aus den kleinen Pausen zwischendurch herauszuholen. Ein Vorteil ist, dass die Abstände zwischen den Auszeiten kürzer sind. So müssen Sie nicht so lange in der Tretmühle aushalten und sind immer voller Vorfreude. Möglichkeiten gibt es viele: Gönnen Sie sich doch mal eine Städtereise. Für ein verlängertes Wochenende in eine andere Kultur einzutauchen, kann sehr inspirierend und belebend sein.

Können Sie sich noch erinnern, wann Sie Ihre letzte Fahrradtour gemacht haben? Erlauben Sie sich diesen Spaß und schwingen Sie sich mal wieder für ein paar Tage auf den Drahtesel. Abseits großer Städte und mit Übernachtung in kleinen Pensionen kann dieses Unternehmen nicht nur äußerst romantisch sein, sondern ist zudem sehr gesund. Besonders toll für Kinder ist Camping. Sie glauben gar nicht, wie gut Nudeln mit Tomatensoße nach einem Tag an frischer Luft schmecken können. Essen Sie zusammen aus dem Topf, rösten Sie Brot über dem Lagerfeuer, suchen Sie am Himmel nach Sternbildern oder erzählen Sie schaurige Geschichten. Glück kann manchmal auch die Katzenwäsche vor dem Schlafengehen sein.

Die Erholung möglichst lange erhalten

Verplanen Sie in den Ferien nicht jede Minute und versuchen Sie, auch danach Dinge beizubehalten, die Ihnen im Urlaub Spaß gemacht haben. Kochen Sie doch mal nach Rezepten aus dem Urlaubsland oder gehen Sie öfter zum Sport, wenn Sie das dort mochten. So lässt sich der Erholungseffekt in den Alltag hinüberretten.

Ohne Schlaf geht es nicht

» Durch Schlaf- und Erholungsmangel katapultieren Sie sich ins Aus. Sie schwächen das Immunsystem und steigern die Infektanfälligkeit. Die Wissenschaft hat bislang nicht abschließend klären können, warum wir schlafen. Fest steht nur, dass es ohne den Schlaf nicht geht. Ein gesunder Mensch verpennt ungefähr ein Drittel seines Lebens, das entspricht einer täglichen Ruhezeit von sieben bis acht Stunden. Wie viele Stunden individuell benötigt werden, um ausgeruht zu sein, hängt von Alter, Gesundheitszustand oder körperlicher Beanspruchung ab.

Was Schlaf alles kann

Schlaf hält gesund. Ausreichend Schlaf ist für die Regeneration des Körpers unbedingt erforderlich. Genügend Schlaf lässt uns gut aussehen, er hält uns fit und belastbar und sorgt dafür, dass unser Immunsystem auf Trab bleibt. Alles super Argumente für ein kleines Extra-Nickerchen, oder? Zu wenig Schlaf führt hingegen auf Dauer zu Konzentrations- und Koordinationsstörungen, die Leistungsfähigkeit nimmt ab und die Unfallhäufigkeit zu. Krankheiten sind die Folge.

Wussten Sie, dass Schlaf schlank macht? Der menschliche Stoffwechsel wird durch den Schlummer nämlich stark beeinflusst. Dann wird das Hormon Leptin ausgeschüttet und sorgt dafür, dass wir es bis zu zwölf Stunden ohne Essen aushalten – ganz ohne Hungergefühl. Sind wir dagegen wach, sorgt das appetitanregende Hormon Ghrelin dafür, dass wir Hunger bekommen und essen wollen, was wir dann meistens auch tun. Die Gleichung ist ganz einfach: Sind Sie lange wach, essen Sie viel, schlafen Sie viel, essen Sie wenig. Das ist auch der Grund dafür, warum es nach durchwachten Nächten so häufig zu Heißhunger kommt. Schlagen Sie zwei Fliegen mit einer Klappe: Schlummern Sie sich schlank und körperlich wie geistig fit. Dann fühlen Sie sich rundum wohl und der neue Tag kann kommen.

Bitteres Beispiel

Wie bitter es enden kann, wenn jemand Schlaf für überflüssig und Mittagsschläfer für Weicheier hält, zeigt das Beispiel von Filmemacher Fassbinder. Seine Philosophie: »Schlafen kann ich, wenn ich tot bin.« Sprach's und starb mit 37 Jahren.

Energiesparmodus

Wenn wir schlummern, fährt der Körper seine Funktionen herunter. Atmung und Puls werden langsamer, Blutdruck und Körpertemperatur sinken. Die Nerven reagieren weniger sensibel.

Schlaf macht zudem noch klug. Im Schlaf verfestigen sich die Inhalte, die Sie tagsüber gelernt haben. Informationen und Eindrücke werden aus dem Zwischenhirn in das Langzeitgedächtnis transferiert. So konnte nachgewiesen werden, dass Prüflinge, die vor der Prüfung gut schliefen, bessere Ergebnisse erzielten als solche, die schlecht oder wenig schliefen. Und das lag mit Sicherheit nicht an dem Buch unterm Kopfkissen. Pennen Sie daher lieber, als die Nacht durchzupauken.

Schlafstörungen vermeiden

Fast jeder dritte Erwachsene klagt über Schlafprobleme. Nicht mitgerechnet diejenigen, die vor dem Fernseher einschlafen und mit steifem Hals wieder erwachen. Die Gründe dafür können sehr unterschiedlich sein, angefangen von Sorgen bis hin zu ernsten Erkrankungen. Trifft eine der Aussagen auf Sie zu?

- Sie können schlecht einschlafen, liegen mindestens eine Stunde wach.
- Sie werden mehrmals nachts wach.
- Sie wachen viel zu früh auf und können nicht wieder einschlafen.
- Sie schlafen lange genug, fühlen sich morgens aber trotzdem, als hätte Sie eine Dampfwalze überrollt.

Fühlen Sie sich angesprochen? Dann sollten Sie dem Problem möglichst schnell auf den Grund gehen. Hier einige Tipps für einen erholsamen Schlaf.

Kein Alkohol. Auch wenn Sie gerne einen Schlummertrunk nehmen, weil Ihnen dann schneller die Augen zufallen, den Nachtschlaf fördert er nicht. Wer Alkohol trinkt, schläft schlechter durch.

Keine Aufputschmittel. Nikotin, Kaffee, Tee oder Cola regen an und lassen den Körper nicht zur Ruhe kommen. Also spätestens vier bis sechs Stunden vor dem Zubettgehen Schluss damit!

Früh essen. Nehmen Sie Ihr Abendessen nicht zu spät ein. Zwischen dem letzten kulinarischen Genuss und dem Zubettgehen sollten mindestens zwei, besser sogar vier Stunden liegen. Magen und

Den Fachmann um Rat fragen

Helfen all Ihre Versuche, einen besseren Schlaf zu finden, nicht, oder leiden Sie an schwerwiegenden Schlafproblemen wie Schlafapnoe oder Schlafwandeln, sollten Sie sich von einem Fachmann untersuchen und beraten lassen.

Darm haben sonst noch eifrig zu tun und stören Ihre wohlverdiente Nachtruhe.

Langsam abschalten. Stimmen Sie sich bewusst auf die Ruhephase ein und vermeiden Sie alle Art von Aufregung. Schaffen Sie sich ein eigenes Schlafritual, damit Ihr Körper von Leistung auf Regeneration umschaltet. Hören Sie eine ruhige Musik, lassen Sie den Tag Revue passieren oder schreiben Sie bei einem Becher Tee Tagebuch.

Schön schlafen. Richten Sie Ihr Schlafzimmer so ein, dass Sie zur Ruhe kommen können. Gerümpel, unerledigte Dinge und Durcheinander verursachen innere Unruhe. Verdunkeln Sie die Fenster und drehen Sie die Temperatur auf maximal 18 Grad. Sperren Sie Lärm möglichst aus und vermeiden Sie Elektrosmog im Schlafzimmer. Fernseher und Computer haben dort nichts zu suchen.

Aufstehen: Klappt es mit dem Schlaf nicht, stehen Sie lieber wieder auf, anstatt sich stundenlang hin und her zu wälzen. Erledigen Sie Dinge, zu denen Sie sonst nicht kommen: den Brief an die Patentante schreiben, Knöpfe annähen oder was auch immer. Legen Sie sich erst wieder hin, wenn Sie richtig müde sind. Vielleicht reicht dann bald schon der Gedanke an die zu erledigende Tätigkeit, um Sie in das Reich der Träume zu schubsen.

Der inneren Uhr gehorchen: Wann immer es geht, sollten Sie Ihrem eigenen Schlaf-wach-Rhythmus nachgeben. Legen Sie wichtige Arbeiten in die Zeiten, in denen Sie am leistungsfähigsten sind. Gehen Sie zu Bett, wenn Sie müde sind. Zwingen Sie sich nicht, den Film noch zu Ende zu sehen oder das Kapitel im Buch noch zu lesen, wenn Ihre Augen bereits zuklappen.

Sorgen zurückstellen: Wenn Ihnen zu viel im Kopf herumgeht und Sie nicht abschalten können, schreiben Sie Ihre Gedanken auf. Dann gehen Sie nicht verloren und Sie können sich am nächsten Tag darum kümmern. Vermeiden Sie belastende Gespräche kurz vor dem Zubettgehen. Denken Sie lieber an etwas Schönes.

Selbst-PR

Werbung ist überall um uns herum. Das kann auf die Nerven gehen, hat aber durchaus seinen Sinn. Werden Sie zum PR-Manager des besten »Produkts«, das Sie haben. Machen Sie sich Ihre Vorzüge und Stärken regelmäßig bewusst – das stärkt das Selbstbewusstsein und damit das Wohlbefinden. Sie meinen, das ist leichter gesagt als getan? Ihnen fallen immer zuerst Ihre Schwächen ein? Dann geht es Ihnen so wie den meisten Menschen. Auf die Frage »Was kannst du gut?« folgt in der Regel angestrengtes Überlegen und unbeholfenes Gestammel. Doch es lohnt sich, darüber intensiv nachzudenken.

In jedem Bewerbungsgespräch taucht diese Frage früher oder später auf, und Ihre Antwort entscheidet vielleicht darüber, ob Sie den Job kriegen oder nicht. Auch deshalb lohnt es sich schon, Antworten parat zu haben. Vor allem solche, die nicht als Standardantwort in jedem Bewerbungstraining nachzulesen sind.

Am wichtigsten ist ein gesundes Selbstbewusstsein für Ihr Wohlbefinden. Wer nämlich ständig zweifelt, sich für unfähig hält, sich kleinmacht, der wird dies durch eine ungesunde Körperhaltung ausdrücken. Außerdem wird er sich vermutlich mehr aufbürden, als er schaffen kann, um sich zu beweisen. Klar, dass er scheitern muss, sich noch schlechter fühlt und mehr und mehr in einen Teufelskreis rutscht. Also: Erkennen Sie sich als der tolle Mensch, der Sie sind. Und erinnern Sie sich auch immer wieder daran, dann fällt es Ihnen leichter, der auch zu bleiben.

Die Macht der Psyche

Wie eng Selbsteinschätzung, gesunde Psyche und gesunder Körper zusammenhängen, zeigt eine aktuelle Studie der Kinderpsychiatrie. Die belegt, dass Kinder und Jugendliche mit gesundem Selbstbewusstsein seltener an einer Essstörung erkranken, als diejenigen, die nichts von sich halten.

Bescheidenheit ist (k)eine Zier

» Wurde Ihnen früher auch beigebracht, bescheiden zu sein, sich unauffällig zu verhalten und nicht damit zu prahlen, was Sie alles können? Gerade Frauen können ein Lied davon singen, und die Poesiealben kleiner Mädchen sind auch heute noch voll von diesen Sprüchen. Aus der Kindheit stammen auch all die frustrierenden Sätze darüber, was wir alles nicht können, was wir lassen sollen, wozu wir noch nicht groß genug sind, was sich nicht gehört, was wir falsch gemacht haben und, und, und.

Ist es da ein Wunder, dass wir unseren Fokus zuerst auf unsere Schwächen richten? Nein, aber jetzt, da Sie den Ursprung kennen, können Sie das ändern. Denn bereits Knigge mahnte: *»Sei vorsichtig im Tadel und Widerspruche! Es gibt wenig Dinge in der Welt, die nicht zwei Seiten haben.«* Wahr gesprochen! Lenken Sie Ihr Augenmerk also immer auch auf die andere, die gute Seite und stellen Sie diese anderen gegenüber heraus.

Für das eigene Selbstwertgefühl ist es wichtig, zu wissen, wo die Stärken liegen. Wenn Sie immer nur Ihr Licht unter den Scheffel stellen, kommen Sie im Leben nicht weiter. Sie werden übersehen und übergangen, und das ist verletzend und frustrierend. Lassen Sie es so weit nicht kommen!

Ermitteln Sie Ihre Stärken

Jeder Mensch hat Stärken. Viele sogar. Sie stellen einen Wert dar, den es lohnt zu nutzen. Doch oft sind uns unsere Stärken gar nicht so bewusst, unsere Talente, Vorlieben und Interessen bleiben unberücksichtigt, werden meist für selbstverständlich gehalten. Schade drum! Machen Sie sich auf die Suche nach Ihren versteckten, unbekannten oder vernachlässigten Ressourcen und überraschen Sie sich selbst damit.

Schreiben Sie Ihre Stärken auf. Alle! Sie wissen nicht, was Sie gut können oder sind unsicher, ob es sich dabei um eine Stärke handelt? Dann helfen Ihnen folgende Fragen vielleicht weiter:

- Was haben Sie schon als Kind gern gemacht?
- Was konnten Sie besonders gut?
- Woran haben Sie heute Freude?
- Womit beschäftigen Sie sich gern?
- Wieso haben ausgerechnet Sie den Job bekommen, den Sie haben?
- Wofür werden Sie von Kollegen oder Freunden gelobt?

- Was würden Sie schrecklich gern lernen?
- Was macht Sie einzigartig?
- Worauf waren Sie zuletzt stolz?

Ihre Liste sollte mindestens 20 Stärken aufführen. Wenn Sie alleine nicht so weit kommen, fragen Sie Freunde, Bekannte oder Familienmitglieder, was sie an Ihnen besonders schätzen oder einfach gern mögen. Ergänzen Sie die Liste laufend und hängen Sie sie sichtbar auf. Seine Stärken muss schließlich niemand verstecken. Ziehen Sie die Liste zurate, wenn Sie einen schlechten Tag haben. Sei es, weil im Job etwas nicht richtig geklappt hat oder weil jemand Sie angefaucht hat. Sie werden sehen, danach geht es Ihnen gleich ein wenig besser und das geschundene Selbstvertrauen richtet sich wieder auf.

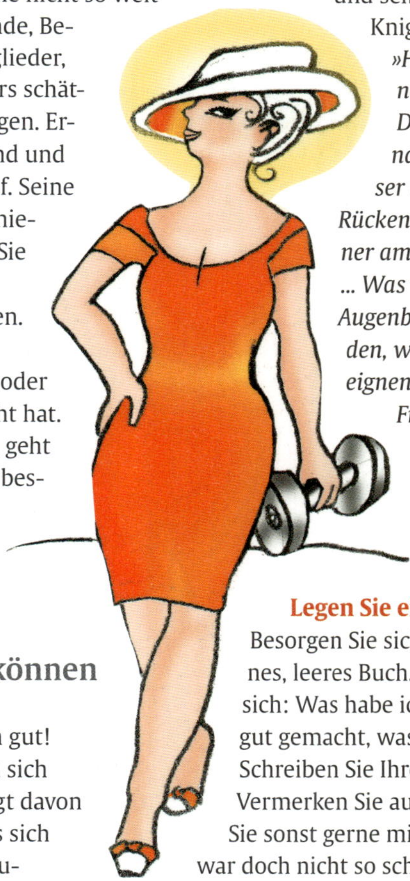

Was Sie noch tun können

Ich bin gut, ich fühle mich gut! Können Sie diesen Satz zu sich selbst sagen und überzeugt davon sein? Nein? Dann lohnt es sich für Sie unbedingt, Überzeugungsarbeit in eigener Sache zu leisten. Schließlich müssen Sie andere im Job und im Privatleben ständig von etwas überzeugen. Wie sollen die an Sie glauben, wenn Sie es selbst nicht tun? Da ist es hilfreich, wenn Sie souverän wirken und selbstsicher auftreten. Knigge merkt dazu an: *»Hüte Dich also, Deinen treuesten Freund, Dich selbst, so zu vernachlässigen, daß dieser treue Freund Dir den Rücken kehre, wenn Du seiner am nötigsten bedarfst! ... Was wird aber in solchen Augenblicken aus Dir werden, wenn Du mit Deinem eignen Herzen nicht in Frieden lebst, und auch von dieser Seite aller Trost, alle Hülfe Dir versagt wird?«*

Legen Sie ein Erfolgsbuch an: Besorgen Sie sich ein richtig schönes, leeres Buch. Jeden Tag fragen Sie sich: Was habe ich heute besonders gut gemacht, was ist mir gelungen? Schreiben Sie Ihre Antworten auf. Vermerken Sie auch Kleinigkeiten, die Sie sonst gerne mit einem »Ach, das war doch nicht so schwer, das kann jeder!« abtun. Malen oder kleben Sie ruhig auch. Lassen Sie Ihrer Fantasie freien Lauf und beobachten Sie, wie sich das Buch von Tag zu Tag füllt. Fühlt sich gut an, oder?

Erfolge feiern: Verstecken Sie sich nicht! Ist Ihnen etwas besonders gelungen und haben Sie eine tolle Leistung vollbracht, dürfen Sie zu Recht stolz auf sich sein. Feiern Sie das ruhig einmal. Mit Freunden oder allein, mit einem Glas Sekt oder einer kleinen Belohnung.

Spieglein, Spieglein: Schauen Sie sich einmal am Tag bewusst im Spiegel an und sagen Sie sich etwas Nettes. Albern? Absolut nicht, denn schließlich stehen wir auch oft genug vor dem Spiegel und gehen hart mit uns zu Gericht. Da ist die Nase zu rot, sind die Beine zu dick, sitzt die Frisur nicht richtig. Seien Sie freundlich zu sich und achten Sie auch auf die wundervollen Dinge, die es an Ihnen gibt. Und es gibt sie mit Sicherheit!

Wenn Sie lernen, sich mit sich selbst wohlzufühlen und zu dem zu stehen, was Sie alles können, kann Ihnen Stress kaum noch etwas anhaben. Punkten Sie in Zukunft lieber mit Ihrer Ausgeglichenheit und Ihren Fähigkeiten. Sie werden staunen, wer plötzlich alles auf Sie aufmerksam wird, weil Sie so eine angenehme Ausstrahlung haben und Ihre Gesellschaft so wohltuend ist.

Programmieren Sie sich positiv

»Angst essen Seele auf« – und schlechte Gedanken machen auf Dauer krank. Umgekehrt können Sie mit positiver Programmierung sowohl seelische als auch körperliche Beschwerden lindern oder gar vertreiben.

Finden Sie auch, dass das Wetter in letzter Zeit ziemlich mies war? Oder sind Sie eher der Meinung, es hätte besser sein können? Mal ehrlich, welchen Satz würden Sie eher aussprechen? Es ist schon erstaunlich, wie Worte wirken. Auch

wenn sich, wie in diesem Beispiel, an der Aussage grundsätzlich nichts ändert, ist die Wirkung doch eine entscheidend andere. Immer nur über das schlechte Wetter zu reden, macht selbst schlechte Laune. Könnte das Wetter dagegen besser sein, besteht ja noch Anlass zur Hoffnung. Echte Optimisten reiben sich schon mal mit Sonnencreme ein.
Worte sind mächtig und beeinflussen unsere Gefühle und unser Denken. Sie geben eine Richtung vor und leiten uns. Deshalb ist es besonders wichtig, die richtigen Worte zu wählen, nicht nur im Umgang mit anderen, sondern vor allem im Umgang mit sich selbst.

Sprachhygiene

» Positive Gedanken und eine positive Sprache sorgen für gute Laune. Wer ein Vokabular benutzt, das überwiegend negativ besetzte Wörter enthält, fühlt sich bald entsprechend. Kennen Sie Menschen, in deren Gegenwart Sie innerhalb kürzester Zeit schlechte Laune kriegen? Dann achten Sie doch zum Spaß einmal auf deren Wortwahl. Oft lässt uns nämlich die Anhäufung von Wörtern wie ungerecht, gemein, schlecht, furchtbar, böse, belastend, niederdrückend, unausweichlich, blöd und unfähig schon mies fühlen. Lassen Sie sich nicht runterziehen, denn das ist Gift für die Seele. Sorgen Sie lieber mit freundlichen Worten für eine positive Stimmung. Wie fühlen Sie sich, wenn Ihnen jemand von seinem letzten Urlaub erzählt und folgende Wörter benutzt: schön, wunderbar, strahlend, anregend, interessant, begeistert, angenehm, mild, lustig und Genuss? Da hört man doch gleich viel lieber zu. Und achten Sie mal auf Ihre Stimmung:

Lieben Sie Ihren Job?

Eine Umfrage unter 1,7 Millionen Arbeitnehmern ergab, dass nur 20% aller Befragten glauben, Sie seien richtig im Job eingesetzt. 80% machen also eine Arbeit, die nicht Ihren Stärken und Talenten entspricht. Welch eine Verschwendung von Geld und Ressourcen! Damit nicht genug: Unzufriedene Arbeitnehmer werden auch häufiger krank.

Ein bisschen Urlaubsfeeling hat Sie doch auch längst ergriffen.

Innere Dialoge

Jeder Mensch führt innere Dialoge. Oft ganz unbewusst, manchmal aber auch ganz offensichtlich. Wissen Sie, worüber Sie mit sich selbst reden? Loben und bestärken Sie sich oder schimpfen Sie eher und nörgeln an sich herum? Auch wenn es die meisten Menschen wahrscheinlich nicht zugeben wollen, die Mehrheit nörgelt und kritisiert mehr. Wie zufrieden sind Sie mit Ihrem Aussehen, Ihrer Leistung, Ihren Fähigkeiten? Finden Sie grundsätzlich okay, was Sie tun? Welche Worte wählen Sie für sich? Ganz ehrlich: Sagen Sie: »Wow! Sexy Figur!«? Oder heißt es doch eher: »Mann, siehst du heute wieder blöd aus!«?

Machen Sie den Test und schreiben Sie einmal eine Woche lang auf, was Sie sich so den lieben langen Tag an den Kopf werfen. Meistens ist das Ergebnis erschreckend. Da wird geschimpft wie mit einem kleinen Kind, für unfähig erklärt und gemäkelt, was das Zeug hält. Was würden Sie tun, wenn Ihnen jemand anders all diese beleidigenden Dinge sagen würde? Richtig, Sie würden sich das verbitten. Tun Sie das im nächsten Schritt auch mit sich selbst.

Wann immer Sie sich negative Dinge sagen, setzen Sie etwas Positives dagegen. Sie haben etwas verschüttet und schimpfen mit sich, wie ungeschickt Sie wieder waren? Besser: »Ach, du armer Wurm, du bist schon wieder viel zu hektisch und hast dir ein Päuschen verdient.« Wenn Ihnen nicht sofort etwas einfallen will, schreiben Sie hinterher mögliche positive Aussagen auf. Sie werden merken: Mit der Zeit wird es Ihnen immer leichter fallen, liebe- und respektvoll mit sich umzugehen. Sie werden sich besser fühlen und an Selbstbewusstsein gewinnen.

Das lange Leben der Optimisten

» So wie Sprache Gefühle in uns auslöst, lösen Gefühle weitere körperliche Reaktionen aus. Wer eine positive Sprache benutzt, steht grundsätzlich dem Leben positiver gegenüber – nimmt nicht gleich alles so schwer, grübelt nicht so viel, empfindet nicht alles als stressig. Nachgewiesen wurde inzwischen, dass bei überwiegend positiv denkenden Menschen die Sinnesorgane besser funktionieren, die Gedächtnisleistung höher und die Kreativität ausgeprägter ist als bei ihren pessimistischen Kollegen. Nicht nur die Seele profitiert also von dieser Haltung, auch der Körper ist insgesamt gesünder. Lebensfreude und eine positive Einstellung stärken die Abwehrkräfte und das Immunsystem. Optimisten bleiben länger jung und leben länger. Sind sie doch einmal krank, werden sie schneller wieder gesund. Auch im Job sind sie erfolgreicher und zufriedener als ihre griesgrämigen Artgenossen. Massenhaft Gründe also, es wenigstens einmal mit ein bisschen Optimismus zu versuchen, oder?

KÖNNEN SIE KNIGGE? – LÖSUNGEN

Nickerchen im Büro: Obwohl die wissenschaftlichen Erkenntnisse für sich sprechen, hat sich der kleine Mittagsschlaf hierzulande noch nicht durchgesetzt. Wenn Sie also nicht in einem fortschrittlichen Unternehmen arbeiten, das diese Möglichkeit explizit einräumt, verzichten Sie tunlichst darauf. Sie gelten sonst schnell als faul.

Schonhaltung: Klar, grundsätzlich ist es gut, wenn Sie sich nicht überfordern und Ihre Gesundheit im Blick behalten. Allerdings ist hier Fingerspitzengefühl gefragt. Sie können nicht alles getrost Ihren Kollegen überlassen, sonst stehen Sie bald als Faulpelz da.

Störender Azubi: Egal, wie sehr Sie im Stress sind, es rechtfertigt nicht, dass Sie unhöflich werden. Das muss Ihr Azubi nicht akzeptieren. Darüber hinaus sollten Sie sich Ihrer Vorbildfunktion bewusst sein und lernen, Ihre Stimmungen unter Kontrolle zu haben. Das tut auch Ihrem Wohlbefinden gut.

Bibliografische Information der Deutschen Nationalbibliothek
Die Deutsche Nationalbibliothek verzeichnet diese Publikation in der Deutschen Nationalbibliografie; detaillierte bibliografische Daten sind im Internet über http://dnb.d-nb.de abrufbar.

Programmplanung:
Dr. Elvira Weißmann-Orzlowski, Julia Reichmann
Lektorat: Helga Kronthaler
Redaktion: Julia Reichmann

Umschlagfoto, Umschlaggestaltung und Layout:
CYCLUS • Visuelle Kommunikation, Stuttgart

Zeichnungen im Innenteil: Susanne Tischewski

Oswald-Hesse-Straße 50, 70469 Stuttgart
Printed in Germany

Satz: kaltnermedia GmbH, Bobingen
gesetzt in: InDesign CS3
Druck: DrukarniaDimograf, Bielsko-Biała, Polen
Gedruckt auf chlorfrei gebleichtem Papier

ISBN 978-3-8304-2300-3 1 2 3 4 5 6

Wichtiger Hinweis: Wie jede Wissenschaft ist die Medizin ständigen Entwicklungen unterworfen. Forschung und klinische Erfahrung erweitern unsere Erkenntnisse, insbesondere was Behandlung und medikamentöse Therapie anbelangt. Soweit in diesem Werk eine Dosierung oder eine Applikation erwähnt wird, darf der Leser zwar darauf vertrauen, dass Autoren, Herausgeber und Verlag große Sorgfalt darauf verwandt haben, dass diese Angabe dem **Wissensstand bei Fertigstellung des Werkes** entspricht.

Die Ratschläge und Empfehlungen dieses Buches wurden vom Autor und Verlag nach bestem Wissen und Gewissen erarbeitet und sorgfältig geprüft. Dennoch kann eine Garantie nicht übernommen werden. Eine Haftung des Autors, des Verlages oder seiner Beauftragten für Personen-, Sach- oder Vermögensschäden ist ausgeschlossen.

Geschützte Warennamen (Warenzeichen) werden nicht besonders kenntlich gemacht. Aus dem Fehlen eines solchen Hinweises kann also nicht geschlossen werden, dass es sich um einen freien Warennamen handelt.

SERVICE

Liebe Leserin, lieber Leser,

hat Ihnen dieses Buch weitergeholfen? Für Anregungen, Kritik, aber auch für Lob sind wir offen. So können wir in Zukunft noch besser auf Ihre Wünsche eingehen. Schreiben Sie uns, denn Ihre Meinung zählt!

Ihr TRIAS Verlag
E-Mail Leserservice: heike.schmid@medizinverlage.de
Lektorat TRIAS Verlag, Postfach 30 05 04, 70445 Stuttgart, Fax: 0711 89 31-748